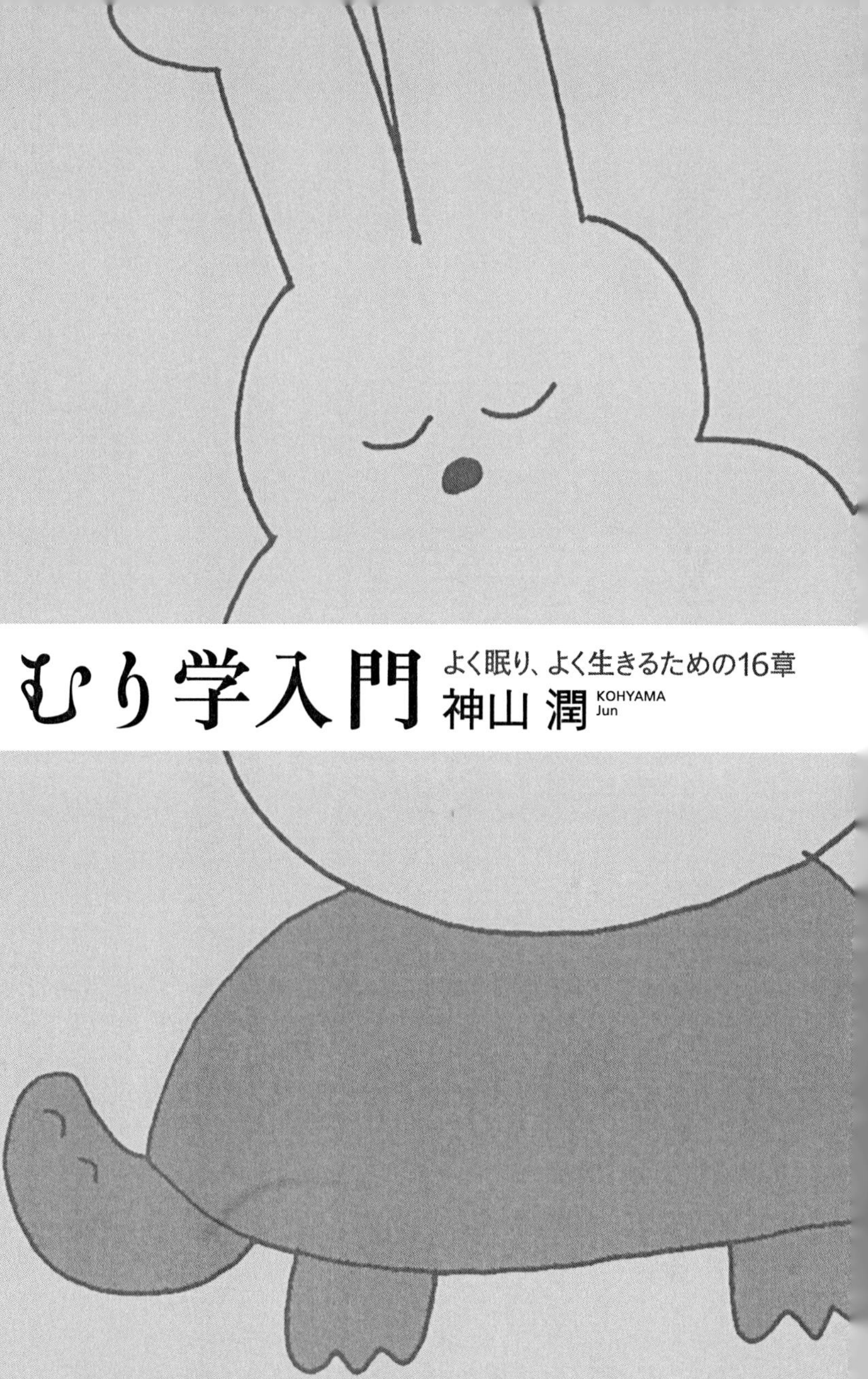

ねむり学入門

よく眠り、よく生きるための16章

神山 潤
KOHYAMA Jun

新曜社

はじめに

昨今、眠りへの関心が高まっています。眠りに何らかの悩みを感ずる人は、日本では4ないし5人に1人にのぼる、とする調査結果もあります。不眠症、睡眠時無呼吸症候群、リズム障害、あるいは過眠症という病名も、しばしば耳にするようになりました。では眠りはもっぱら医学で扱うべき事柄なのでしょうか?

フランス政府は２００７年1月に「国民よもっと眠れ」というキャンペーンを開始しましたし、スペイン政府は従来のシエスタの習慣を断ち切るべく、14時から16時までとっていた昼休みをやめ、２００６年1月から公務員の昼休みを正午からの1時間としました。眠りは社会学が扱うべきではないでしょうか?

日本でも２００３年に、日本学術会議が、精神医学、生理学、呼吸器学、環境保健学、行動科学の5研究連絡会で報告書を作成し、その報告書をもとに『睡眠学――眠りの科学・医歯薬学・社会学』と題した一般書を刊行しています。

このように眠りの問題は社会的な現象ですが、一方できわめて個人的な生理現象でもあります。

睡眠時間が短くて済む人もいれば、たっぷりと寝ないと体調を保てない人もいます。夢をみない、という人もいれば、毎晩夢をみて疲れ果ててしまう、という人もいます。では、眠りに関して何を当てにすればいいのでしょう。眠りには個人差が大きいからでしょうか、眠りに関する正しい知識が、正確に伝わっていない面も多々見てとれます。たとえば「眠れない」ときに、日本では医師に相談するよりも、寝酒に頼る人のほうが多い、という調査結果があります。しかしアルコールで寝つきはよくなるかもしれませんが、しばらくすると覚醒作用が前面に出ることがわかっており、眠る目的でアルコールを使用することは、適切ではありません。

実は日本では、医学部においても眠りをきちんと教育する場は必ずしも多くはありません。先の寝酒の話からもおわかりのように、眠りは医学あるいは医療の中でまだまだ十分な地位を確保していません。眠りに関する正しい知識を伝えるべき医師の教育状況がこのていたらくなわけですから、眠りに関する正しい知識の普及には、まだまだ時間がかかりそうです。

そのような現状の中、私が医学生ではない大学生に「眠り」の講義をする機会をいただいてから、今年で6年になります。当初はグループでの議論と発表を主体とし、学生諸君の意欲を引き出そうとしたのですが、批判なく漫然とインターネット情報をコピーしペーストするという方法が幅を利かせ、所期の目標達成は困難でした。

そこで、3年目以降は講義を主体としました。講義では、「眠り」の医学的な面について触れることはもちろんですが、「日常生活の中での眠り」に重点を置いて、眠りに関する正しい知識を整理することを中心に話を進めることとしました。これが睡眠学とは違う、もっと平易な「ねむり学」です。「睡眠学」では「まだ解明できていない」事柄が多数あることでしょう。しかし日常生活の中では、そのような事柄についても何らかの対応を迫られるわけです。そしてその対応を考える際の考え方の基本、とでも言うべきものについて理解を深めることが「ねむり学」と考えるに至りました。

講義を続ける中で見えてきたのは、「身体の声に耳を傾ける」という、健康教育の基本とも言うべき事柄でした。そこで感じたのは、睡眠→医学→理系という従来の学問体系ではない、より基本的な統合領域に「ねむり学」がおかれるべきなのではないか、ということです。願わくば、社会学、経済学、政治学等々いわゆる文系の学問を学ぶ方々にもぜひ「ねむり学」を学んでいただきたいと思います。

講義内容は筆者の種々の出版物に個別に掲載されてはいますが、やはり全体的な流れと統一性には欠けます。そこで「ねむり学」について総合的な理解が得られるテキストの必要性を深く感じたことが本書執筆の動機です。

各章は実際の講義に即した形式をとりました。講義でははじめに「課題」を提示し、各自に5分程度の時間で答えを書いてもらっています。頭のアイドリングです。そして講義の最後には、「この章のメッセージ」として、まとめを提示しています。本書を読むにあたって、「課題」と「この章のメッセージ」をどのように利用するかについては、読者の工夫しだいです。むろん本書に示した「この章のメッセージ」が、その章の唯一無二の「メッセージ」であるとは限りません。プラスアルファの「メッセージ」があれば、ぜひ教えていただきたいと思います。なお私は小児科医です。そこで最後に、「これから親になるあなたへのメッセージ」と題した一章を書かせていただきました。本書が大学での講義のみならず、さまざまな場面で利用されることを期待します。

なお参考文献は最小限にとどめました。拙著『睡眠の生理と臨床　改訂第2版』（診断と治療社、2008）に掲載されていないものの重要な文献を選択して、巻末に章別に参考文献として掲載しました。

ねむり学入門・目次

装幀◎臼井新太郎
装画◎佐々木一澄

第1章　眠りの現状——世界でいちばん眠っていない国民は？

課題　あなたにとって眠りとは？

◎〝遅寝早起き〟の日本人

眠りの現状の確認から始めます。眠りに関する最近の調査結果をいくつか紹介します。

２００４年に行われた睡眠習慣についてのインターネット調査（世界28カ国、約1万4千人が回答、エーシーニールセンが実施）の結果が表1-1です。

就床時刻は全体の37％が午前0時を過ぎていました。就床時刻が午前0時を過ぎている人の割合を地域別に見ると、アジアが40％、アメリカ34％、ヨーロッパ32％で、アジアで夜ふかしをする人が多く見られました。いちばん夜ふかしが多いのはポルトガルで、75％が午前0時を過ぎてから寝ています。これに2位の台湾、3位の韓国、4位の香港と続いています。日本も夜ふかしが多く、60％が午前0時以降に就床、26％は午前1時を回ってから眠りに就いています。一方早寝の国は

表 1－1　世界の遅寝（上）早起き（下）トップテン（2004 年に行われたエーシーニールセンによるインターネット調査より）

遅寝上位10カ国

ランク	国	12時～１時まで	１時以降	合計12時以降
1	ポルトガル	47%	28%	75%
2	台湾	34	35	69
3	韓国	43	25	68
4	香港	35	31	66
5	スペイン	45	20	65
6	日本	34	26	60
7	シンガポール	27	27	54
8	マレーシア	40	14	54
9	タイ	24	19	43
10	イタリア	29	10	39

早起き上位10カ国

ランク	国	６時前	６時～７時	合計７時以前
1	インドネシア	72%	19%	91%
2	ベトナム	55	33	88
3	フィリピン	41	28	69
4	デンマーク	21	45	66
5	ドイツ	29	35	64
6	オーストリア	25	39	64
7	インド	24	40	64
8	日本	21	43	64
9	フィンランド	20	43	63
10	ノルウェー	21	41	62

オーストラリアで、24％が22時までに就床しています。続いて、ニュージーランド（19％）でした。

起床時刻では、7時前に起床している割合がアジアとアメリカは60％でしたが、ヨーロッパは50％でした。1位はインドネシア、2位はベトナムで、インドネシアの72％、ベトナムの55％は6時前に起床しています。


日本は遅寝でも、早起きでも上位10位以内でした。その結果、日本人の睡眠時間がいちばん短くなり、41％の日本人の睡眠時間が6時間以下でした。一方、他のアジアの国を見ますと、台湾は夜ふかしですが起きるのも遅く、26％が午前9時まで寝ています。同様に香港も、13％が午前9時前には起きていません。もっともよく寝ている国は、オーストラリアとニュージーランドで、30％が平均約9時間の睡眠をとっています。

◎何が睡眠時間を左右しているか

睡眠時間を左右する要因としては、半数の回答者が〝労働時間〟と〝生活習慣〟を挙げています。ヨーロッパでは、〝労働時間〟の影響が大きいのですが、アジアとアメリカでは〝生活習慣〟の影響のほうが大きくなっています。ただし20代から40代のアジア人では、労働時間のほうが生活習慣よりも睡眠時間に対する影響が大きいと回答しています。

日本では睡眠に影響する要素として、20代は仕事、30代は子ども・家族、40代以降は自分自身の生活習慣の項目が上位にあがりました。ただ性別に見ると、日本では、30％の女性が子ども・家族

表1－2　睡眠習慣の世界比較（2008年に行われたウォルト・ディズニー・スタジオ・ホーム・エンターテイメントによるインターネット調査より）

	平均睡眠時間	平均就床時刻	平均起床時刻	月1回以上不眠を感じる割合
平均	7.0	23:35	6:50	57%
イギリス	7.0	23:32	7:00	64%
フランス	7.2	23:26	6:43	66%
ドイツ	6.8	23:38	6:37	62%
イタリア	7.0	0:16	7:16	59%
スペイン	7.1	0:18	7:26	52%
ベネルクス	7.2	23:35	6:53	58%
スカンジナビア	6.9	23:45	6:57	57%
スイス	7.2	23:11	6:29	55%
日本	6.4	0:16	6:32	65%
オーストラリア	7.1	23:13	6:49	62%
アルゼンチン	6.9	0:11	7:17	35%
メキシコ	7.2	22:57	6:32	51%
ブラジル	7.1	23:12	6:55	52%

が睡眠時間に影響すると回答したのに対し、男性で子ども・家族が睡眠時間に影響すると回答したのは5％に過ぎません。睡眠時間に影響する要素として子ども・家族を挙げたのは、ヨーロッパでは女性の21％、男性の14％、アジア太平洋では女性の21％、男性の18％、アメリカでは女性の39％、男性の17％にのぼっています。睡眠時間に影響する要素として子ども・家族を挙げる割合については、世界的にも男性のほうが低いのですが、日本の男性はとくにこの割合が低いようです。

２００８年に行われた睡眠習慣についてのインターネット調査（世界17カ国13の地域で各地域５００人が回

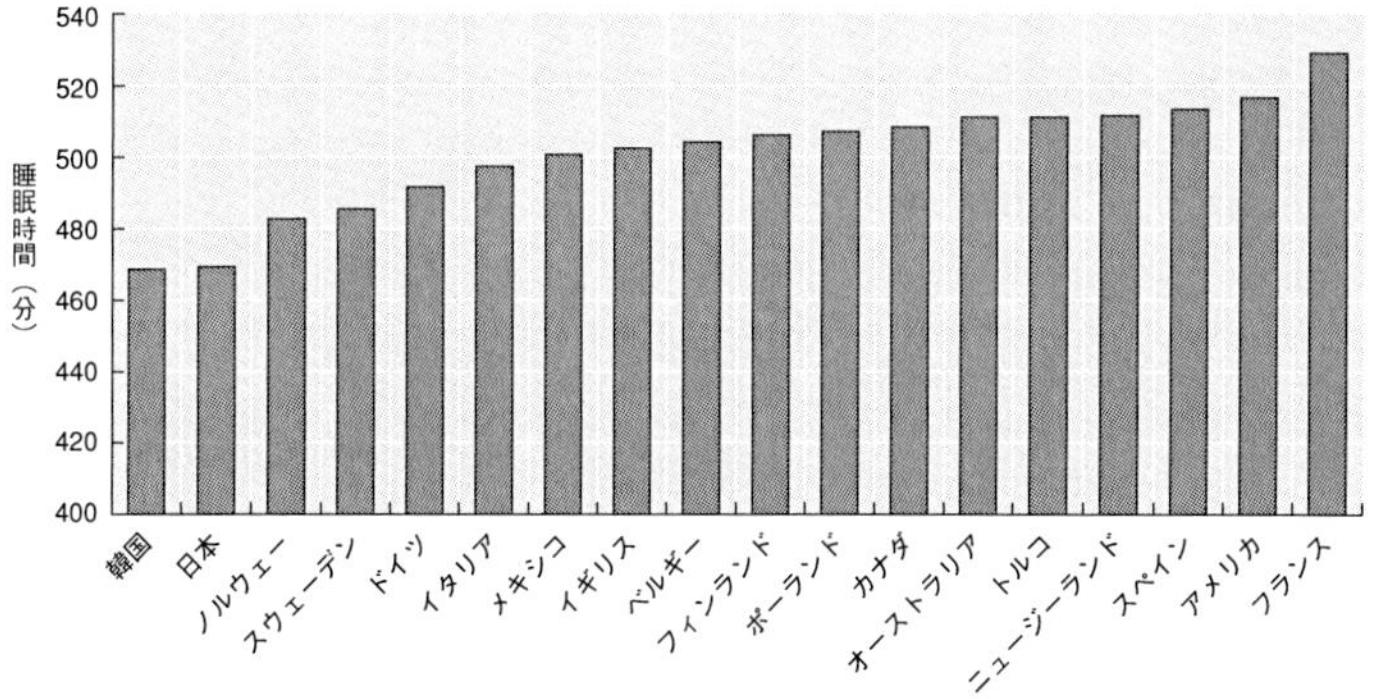

図1-1　ＯＥＣＤ各国の睡眠時間（Society at a Glance 2009　OECD Social Indicators）

答、ウォルト・ディズニー・スタジオ・ホーム・エンターテイメントの依頼でニールセンが実施）の結果を表1-2に示しますが、この調査でも日本人の睡眠時間が世界最短でした。

２００６年の調査によるＯＥＣＤ（経済協力開発機構）内各国の睡眠時間の比較（図1-1）では、日本の睡眠時間は韓国に次いで短い値でした。最長のフランスと比べると約60分短くなっています。

◎大学生の睡眠時間は

次に大学生の眠りについての調査結果を表1-3で紹介します。世界24カ国、１７４６５人の大学生を対象に、１９９９年から２００１年にかけてロンドン大学の研究者によって行われた睡眠時間と、自覚的な不健康度とに関する調査結果です。参加した大学生は医学や健康科学については専攻していません。日本のデータは上から12番目に太字で示してあります。

表1－3　世界の大学生の睡眠時間と自覚的不健康度（Steptoe A, et al., 2006 をもとに作成）

	男性		女性	
国名	平均睡眠時間	自らを不健康と感じる人の割合（%）	平均睡眠時間	自らを不健康と感じる人の割合（%）
ベルギー	7.69	7.4	7.90	7.3
ブルガリア	7.81	10.4	8.00	14.1
コロンビア	7.14	4.0	7.24	6.5
イギリス	7.40	8.3	7.37	10.0
フランス	7.55	6.4	7.73	13.4
ドイツ	7.39	10.4	7.60	6.5
ギリシャ	7.86	3.7	7.87	7.5
ハンガリー	7.55	8.8	7.55	12.4
アイスランド	7.21	7.1	7.56	6.8
アイルランド	7.21	11.3	7.67	8.2
イタリア	7.58	8.0	7.71	14.5
日本	**6.20**	**38.4**	**6.09**	**45.7**
韓国	6.80	35.6	6.86	42.7
オランダ	7.79	8.7	7.92	8.9
ポーランド	7.24	4.5	7.42	10.5
ポルトガル	7.72	10.7	7.84	16.0
ルーマニア	8.04	12.8	7.72	27.9
スロヴァキア	7.76	8.6	7.59	9.8
南アフリカ	7.26	14.2	7.71	12.8
スペイン	8.02	6.0	7.82	7.4
台湾	6.61	18.5	6.51	31.0
タイ	6.95	25.2	7.08	23.3
アメリカ	7.17	4.3	7.08	4.7
ベネズエラ	7.32	2.8	7.31	3.9
平均	7.45	10.1	7.49	13.6

睡眠時間の平均は男性で7・45時間、女性で7・49時間で、睡眠時間が長いトップ3は、男性でルーマニア（8・04時間）、スペイン、ギリシャ、女性でブルガリア（8・00時間）、オランダ、ベルギーと、ヨーロッパ各国で占められていました。

一方睡眠時間が短いトップ3は男

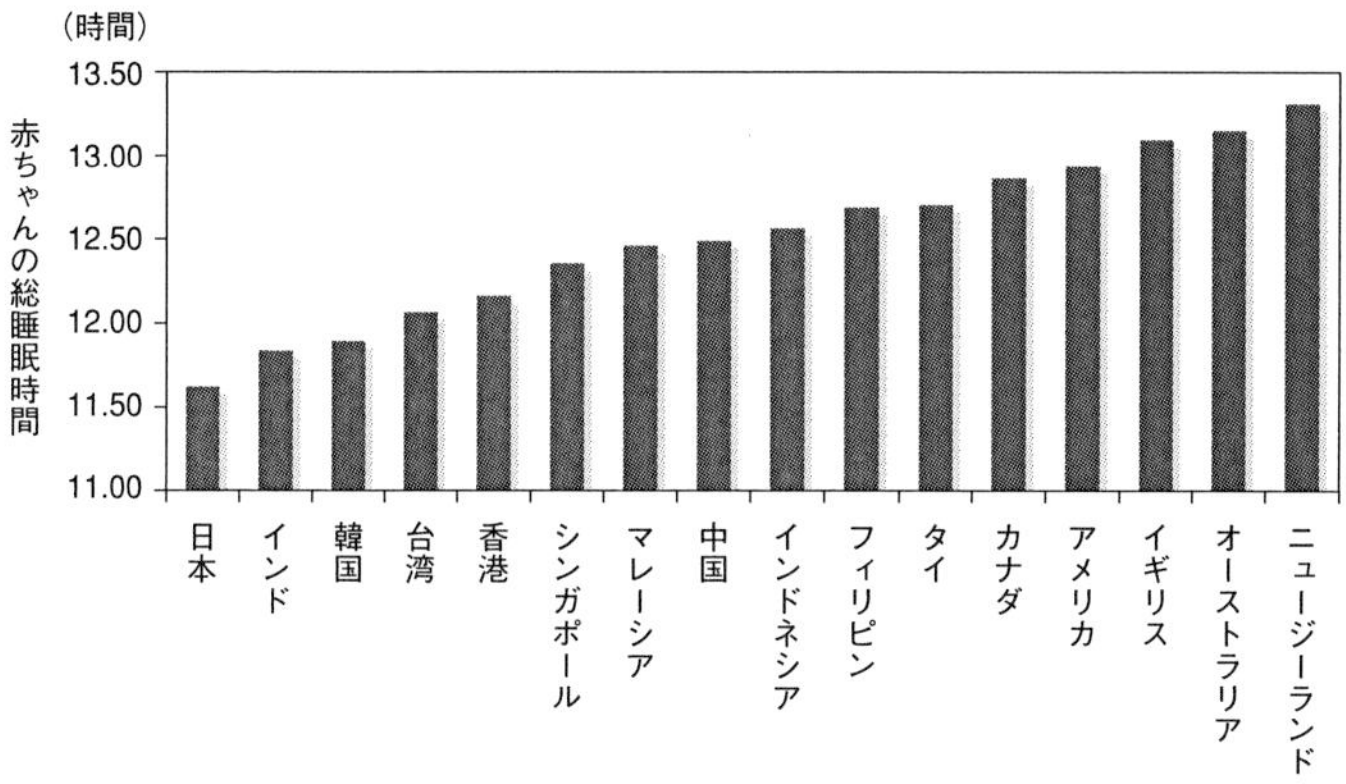

図1-2　世界の赤ちゃんの睡眠時間（ジョンソン＆ジョンソン，調査対象は28287人）
調査参加16カ国中，日本の赤ちゃんの睡眠時間が最も少なかった。
0-3歳，日本では2007年の調査。

性で日本（6・20時間）、台湾、韓国、女性で日本（6・09時間）、台湾、韓国と、アジア諸国が占めていました。

　また自らを不健康と感じている割合の平均は男性で10・1％、女性で13・6％でしたが、この項目のトップ3は、男性で日本（38・4％）、韓国、タイ、女性で日本（45・7％）、韓国、台湾でした。

　この章の最後に、子どもたちのデータも紹介しておきます。2007年にジョンソン＆ジョンソン社が行った調査結果（図1-2）です。16カ国28287人の0〜36カ月児を対象に行われたオンライン調査（タイのみは対面調査）で、睡眠時間最短は日本で11・6時間、最長はニュージーランドで13・3時間でした。

　以上どの調査結果を見ても、日本人は世界でいちばん眠っていないことがわかります。

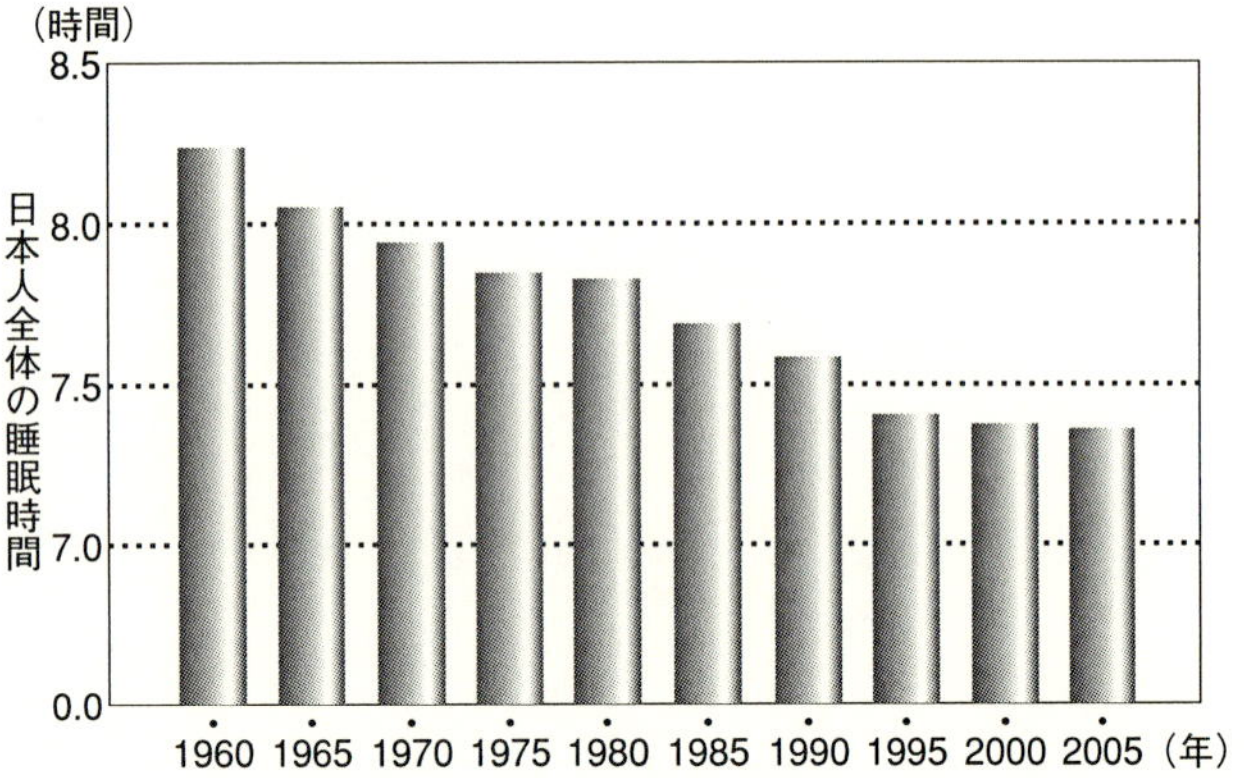

図1－3　日本人の睡眠時間の変遷（「国民生活時間調査」ＮＨＫ放送文化研究所，より作成。対象は10歳以上）

なお図1−3には、ＮＨＫのデータに基づくここ45年の日本人の睡眠時間の変化を示します。45年で51分短縮しています。毎年1分余り短くなっている計算です。

この章のメッセージ

日本人は世界でいちばん眠っていない

第2章　眠りを眺める──レム睡眠とノンレム睡眠はどう違う？

課題　赤ちゃんの眠りを眺めて感じることは？

◎「眠り」をどう記録するか

赤ちゃんの寝顔（図2-1）は、見ていて飽きません。気持ちが落ち着きます。ホッとしてきます。寝ている赤ちゃんが、時に笑うように見えることがあります。新生児微笑と言われます。心理学の先生方の中には、「これは赤ちゃんがかわいい、と周囲に思わせて、大事に育ててもらおうとする生存戦略だ」とおっしゃる方もいますが、私などは、「これはあごの周りの筋肉の収縮だ」と言っています。さらに「このあごの筋肉の収縮は無意識の動きで、この筋肉の動きを司る脳幹の働きを反映している」との仮説を私はもっています。同じ現象を見ても、さまざま

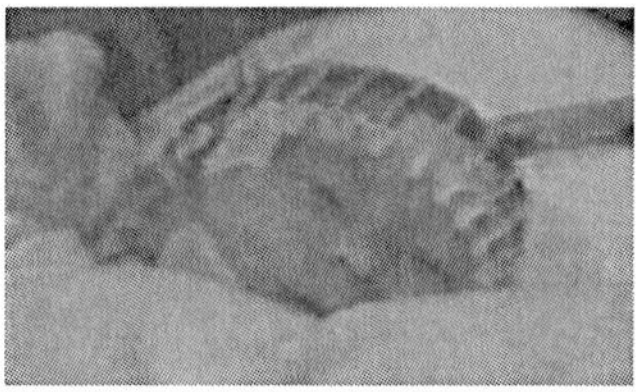

図2-1　赤ちゃんの寝顔（神山, 2008）

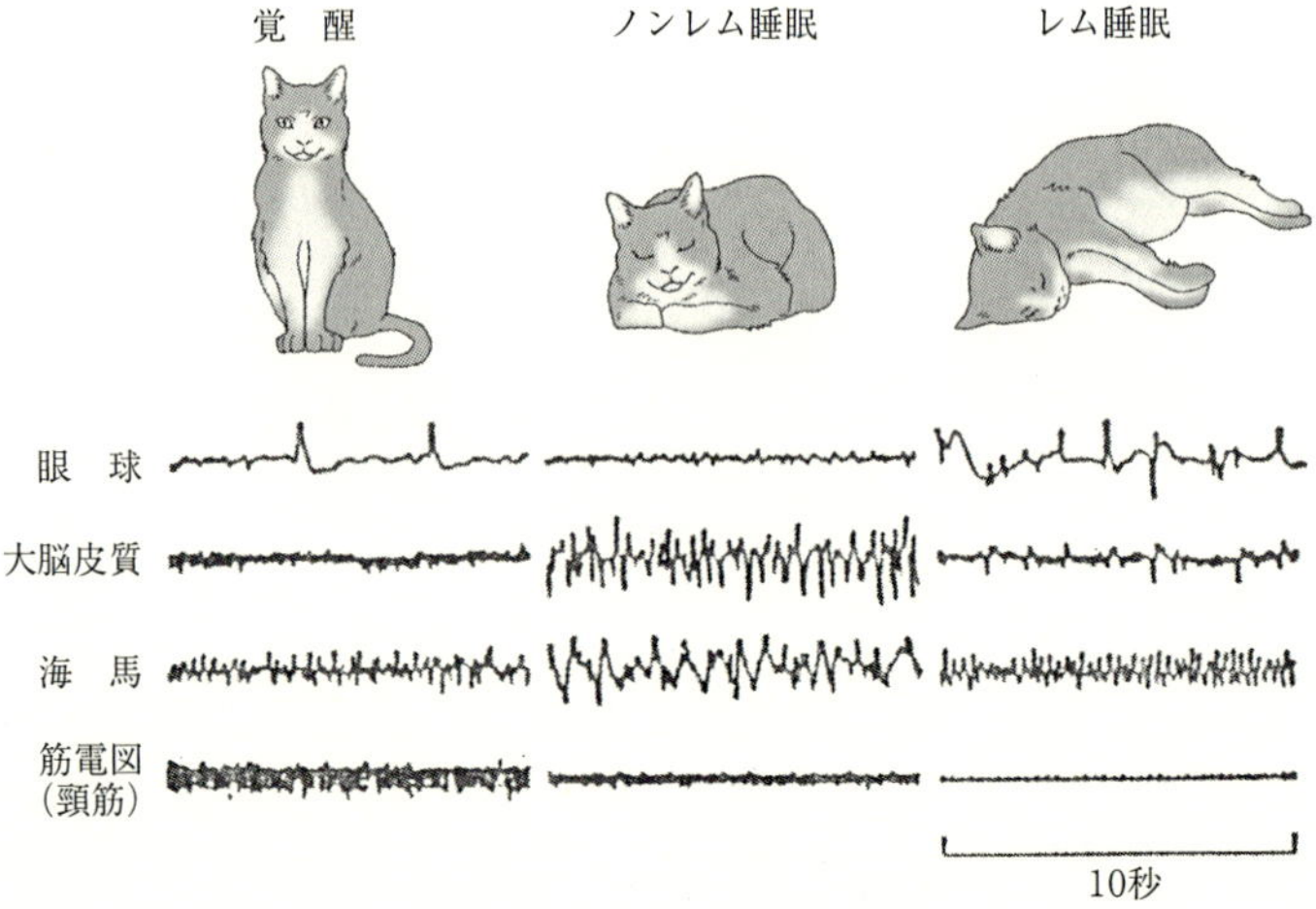

図2−2　眠りをみるには脳波，眼球運動，筋電図が必要（Allison T & Van Twyver H, 1970よりネコのポリグラムを転載）

な考え方があるのです。

この赤ちゃんは頭にネットをかぶっていますが、これは頭に脳波を記録するための電極を、目の横に目の動きを記録するための電極をつけていて、その電極がとれないように抑えているネットです。あごのところにもあごの筋肉の動き（収縮）を記録するための電極をつけていますが、この電極はテープで留めています。このように眠りを記録するには、今のところ脳波、目の動き（眼球運動）、そして筋肉活動を指標としています（図2−2）。そしてこれらの指標が、寝たり起きたり、眠りが浅くなったり、深くなったり、あるいは夢をみたりする、それぞれの行動にしたがって特徴的に変わります。その特徴から、ヒトの行動はまず大きく、眠りと覚醒とに分けられます。そして眠りはさらに大きく2つ、つまりレム睡眠とノンレム睡眠とに分けられ、さらにノンレム睡眠は1から4までの4段階に分けられます。いきなりわかりにくい言葉が並んでしまいましたが、脳波、眼球運動、筋活動を順に説明します。

◎脳波＝脳が発する電気信号

まず脳波です。脳波をとったことのある方は決して多くはないでしょう。でも心電図は、ほとんどの方が記録した経験があると思います。基本的には脳波も心電図と同じです。脳も心臓も、絶えず電気信号を出しています。その電気信号を増幅して見えるようにしたものが心電図であり脳波です。ただ脳よりは心臓のほうが電気信号のパワーが大きいので、心電図を記録するときの増幅器よりは、脳波を記録する増幅器のほうが性能は高いでしょう。

心電図のときには心臓のまわりに電極をくっつけますが、脳波のときには脳のまわり、つまりは頭に電極をくっつけます。電極の数も心臓と脳の大きさに比例して、脳波のほうが多くなります。脳波では頭全体に20個ほどの電極をつけます。当然心電図と同じで、この電極から電気を流したりするわけではなく、あくまで脳が発する電気信号を捕らえることが目的です。心電図でも脳波でも、波を記録しますが、波は2つの場所の間の電位の差を示します。脳波では頭全体に20個の電極をつけると言いましたが、それぞれの電極の間の電位の差が一つ一つ脳波として検出できます。ただすべての電極間の脳波を見ることは現実的ではないので、主なものだけを見ています。基本となるの

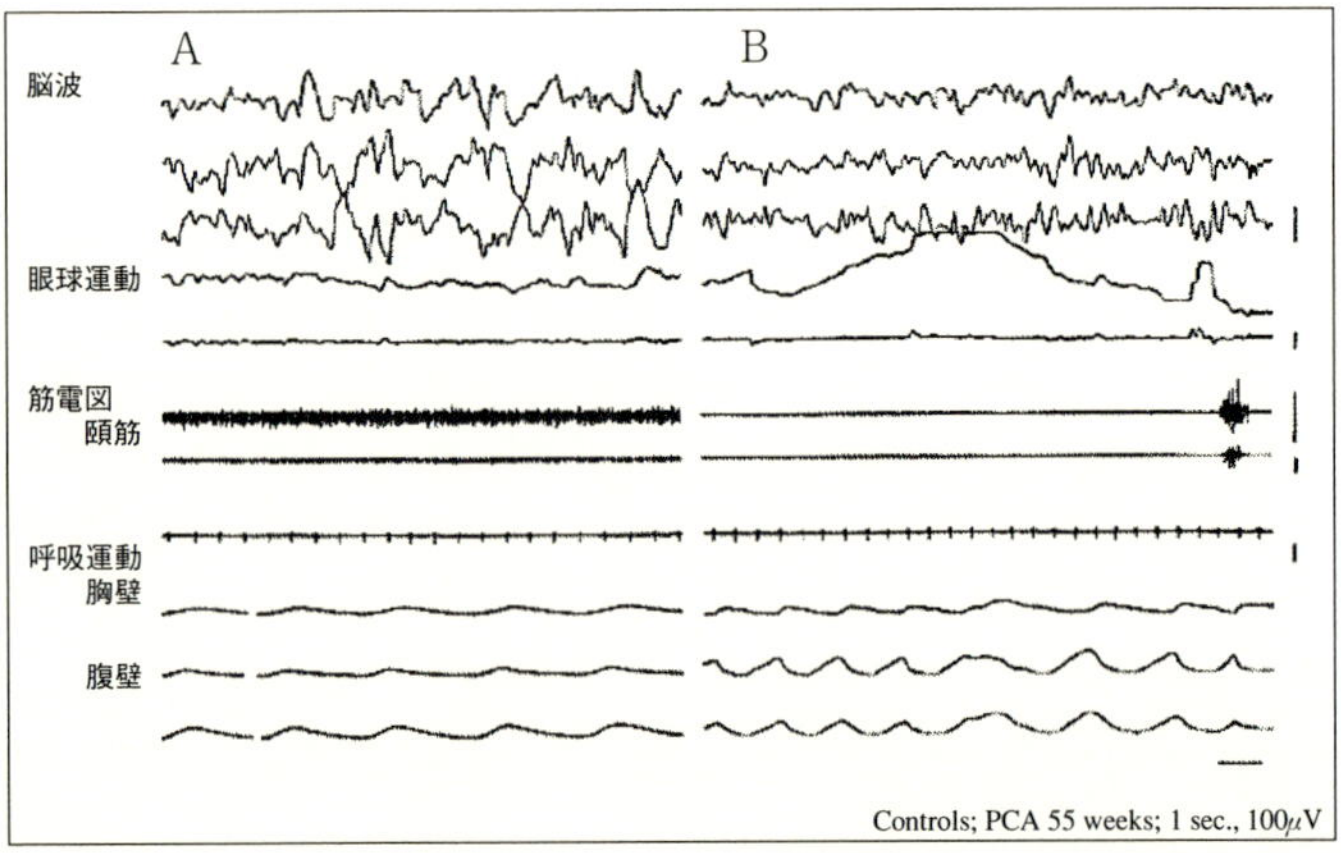

図2−3　ノンレム睡眠期（A）とレム睡眠期（B）のポリグラム
ノンレム睡眠期には，頤（おとがい）筋に持続的な筋活動を認めるが，レム睡眠期にはこれが消失する。

は耳たぶにつけた電極と頭につけた電極との間の電位差です。頭全体で20個の電極ですが、右側だけなら10個ほどです。おでこ、頭のてっぺん、頭の後ろなど、決められた場所の右側の電極と右側の耳たぶとの電位差の波、脳波を見ます。左側もありますから、全体で20ほどの脳波が同時に記録されます。

◎寝入りばなのサインは「目の動き」

実際の脳波を説明します。基本は「覚醒安静閉眼時には後頭部を中心に安定してアルファ波と呼ばれる波が出現する」です。覚醒安静閉眼時、とは起きていて、安静にして、目を閉じている状態です。アルファ波という言葉は聞いたことのある方も多いと思います。リラックスしているときに出る脳波、といった紹介のされ方をよく耳にします。図2-3ではアルファ波がはっきりとはわかりませんが、アルファ波は1秒間に8～13回ほど繰り返す波です。

ここでしだいに眠くなるとします。眠くなるとアルファ波が減ってきます。すると睡眠段階1と判定します。実は睡眠段階1では、目が特徴的な動きをします。左右にゆっくりと動くのです。あまりお気づきではないと思いますが、寝入りばなである睡眠段階1では、目は無意識のうちに左右にゆっくりと動くのです。これを緩徐眼球運動（Slow Eye Movement）と呼びます。なお、どのようにして目の動きを記録するのかですが、それは、眼球に角膜（目の表面）側をプラスとし網膜（目の裏）側をマイナスとする電位が存在することを利用しています。ですからたとえば目を挟むように左右に電極を配置すると、眼球が右に動けば右側の電極に網膜よりはプラスに帯電した角膜が近づくわけで、右側の電極に左の電極に比べてプラスの電位差が生じます。当然眼球が左に動けば逆の電位差が生じます。この電位差を記録することで、目の動きがわかるのです。

◎ノンレム睡眠とレム睡眠

話を眠りの深さに戻しましょう。眠りがもう少し深くなると、睡眠紡錘波《ぼうすいは》と呼ばれる特徴ある波が見られるようになって、この波が見られると睡眠段階2と判定します。睡眠段階1では必ずしもすべての人が眠ったと感じるわけではないのですが、睡眠段階2に入ると、ほとんどすべての人が眠ったと感じるようです。睡眠段階3・4は徐波《じょは》睡眠段階とも呼ばれる深い眠りで、この段階に入ると、なかなか起こすことができなくなります（図2-3左）。脳波は1秒間に3回ほどしか繰り返さない波、徐波が大半を占め、しかも波の高さ（振幅）が高い（大きい）ことが特徴で、高振幅徐波、と呼びます。ここまで述べた睡眠段階1〜4は、ノンレム睡眠にあたります。ノンレム睡眠とはレム睡眠ではない、という意味です。ではレム睡眠とは何かと言えば、急速眼球運動（Rapid Eye Movement）をともなう睡眠という意味で、英語の頭文字をとってREM（レム）睡眠と称されます。

◎脳細胞が活動中の脳波は振幅が小さい

ではレム睡眠のときの脳波はどうかというと、脳波は、睡眠段階3・4（徐波睡眠段階）とは違って、高さの低い波が特徴です（図2-3右）。明らかなアルファ波や睡眠紡錘波は見られませんし、もちろん高振幅徐波も見られません。では振幅が低いとはどういうことなのでしょう。これはちょっとわかりにくいかもしれませんが、実は脳細胞が活発に活動していることの証しなのです。ちなみに起きているときの脳波の振幅も当然低い、ということになります。逆に言うと、睡眠段階3・4、すなわち徐波睡眠段階の波は振幅が高いことが特徴でした。これは脳細胞の働きがそれほど活発ではないことを示しています。

なおヒトの脳波は大まかに言って左右対称です。細かく観察すると多少の左右差もないわけではありませんが、基本的に脳波は左右対称です。右の脳ではアルファ波が見られ、左の脳では高振幅徐波が見られる、ということはないわけです。

◎レム睡眠の特徴

先ほども述べたようにレム睡眠では急速眼球運動が見られます。さらにレム睡眠のときには、全身の筋肉の働きが抑えられています。脳から筋肉に向かって動くな、という命令が、レム睡眠のときには出ているのです。実はレム睡眠のときに起こすと、80％以上の人が夢をみていたと報告するので、レム睡眠のときには夢をみていると考えられています。つまり典型的なレム睡眠中には急速眼球運動が見られ、脳が活発に働いて脳波が低振幅化し、夢をみていますが、全身の筋肉の働きが抑えられているので身体を動かすことはできない、というわけです。なお夢については、ノンレム睡眠期に起こした場合にも夢をみていた、と報告する方はいるのですが、その割合がレム睡眠のときに起こした場合よりは低く、また夢内容も生き生きした印象に乏しいと言われています。なお夢といっても、明晰夢と呼ばれるきわめてリアルな夢をしばしばみる人もいます。ただ普通の夢と明晰夢との違いや、どうして夢をみるのか、といった基本的な夢のメカニズムについては、まだほとんどわかっていません。

またレム睡眠のときには呼吸や心拍、血圧は不規則になり、平均すると呼吸数や心拍数、それに血圧はノンレム睡眠のときよりは高くなっています。一方深いノンレム睡眠である徐波睡眠のときは、深い周期的な呼吸をゆっくりと繰り返しており、寝返りなどの身体の動きも少なく、心拍や血圧も安定しています。見るからによく眠っているな、深い眠りだな、という状態です。

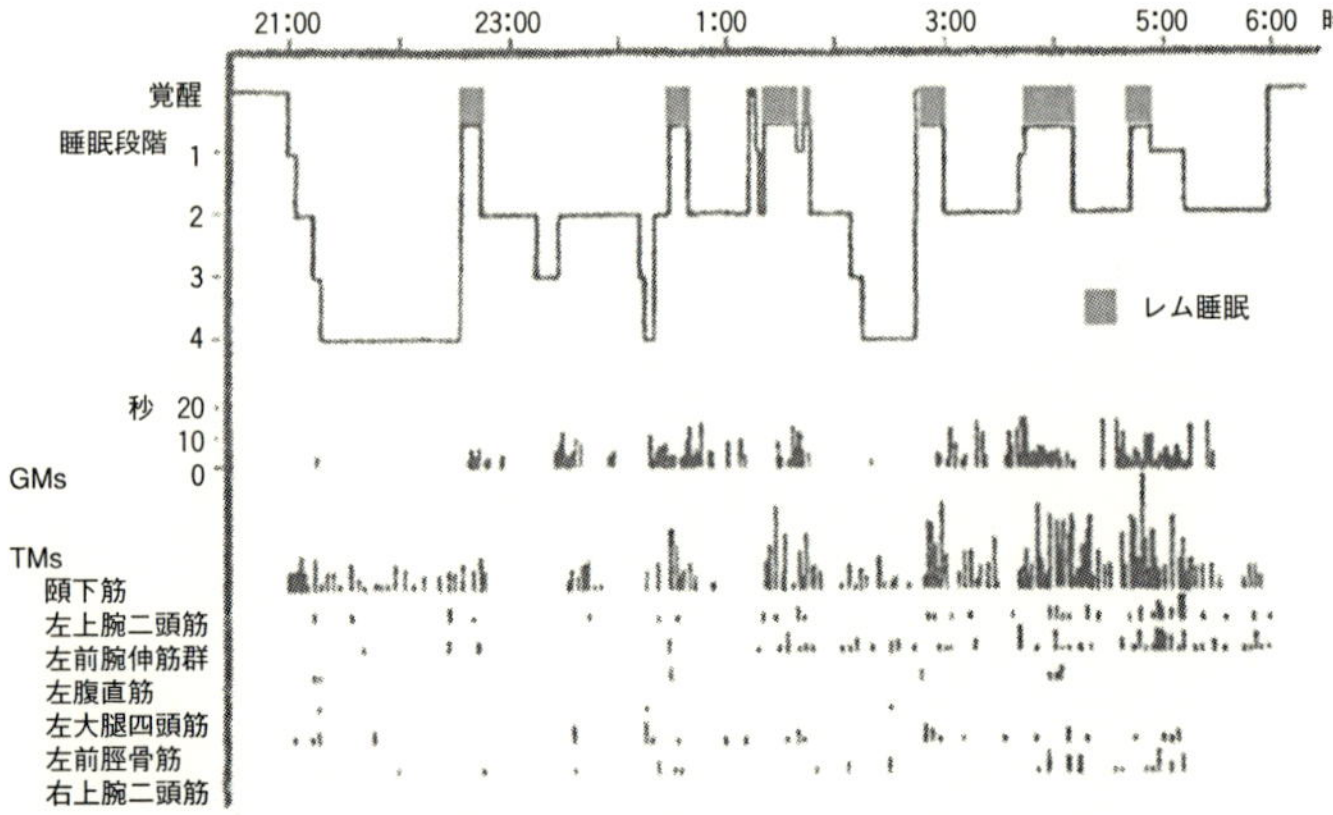

図2−4　一晩の眠りの経過（神山，2008を一部改変）

GMs（gross movements）：持続が２秒以上の体幹筋を含む広範な動き。TMs（twitch movements）：持続0.5秒以下の一過性の筋放電。いずれも睡眠後半で頻度が増している。

◎明け方に向けて長くなるレム睡眠

レム睡眠とノンレム睡眠とは、夜の眠りの中で繰り返し現れます（図2−4）。ふつう寝入ってすぐはノンレム睡眠で、すぐに深い睡眠段階４の眠りとなります。しばらくすると眠りは浅くなります。その後レム睡眠も現れます。一晩の眠りの最初に現れるレム睡眠の長さは５分ほどで、その後またすぐにノンレム睡眠になります。２回目３回目４回目とレム睡眠の長さはしだいに長くなり、起きる直前のレム睡眠の長さは20分を越えることもあります。逆に深いノンレム睡眠は、明け方にはほとんど現れなくなります。レム睡眠とノンレム睡眠とはこのように周期的に現れるわけですが、この繰り返しは一晩に４、５回見られます。そしてレム睡眠とノンレム睡眠とが現れる周期は、大人では平均すると90分程

夢をみていると目が動く？

レム睡眠が見つかったのは約50年前。寝ている間に目が盛んに動いている時間帯のあることをシカゴ大学の大学院生が自分の息子の眠りを見ていて見つけました。そしてこのとき（レム睡眠中）に起こすと、夢をみていたと報告する割合が、ノンレム睡眠の最中に起こしたときよりも高く、また夢内容もレム睡眠のときに起こした方が生き生きしていることが報告されました。夢とレム睡眠との関連の発見です。ですから夢と目の動きについても当初は夢内容を目で追いかけているのだろう、と考えられていました。

でもよくよく調べてみると、まずは目を動かせという命令が脳で発生してから、目が動き、脳内の視覚に関する部位が刺激されて、映像が作り出されて、夢をみる、という順番のようなのです。脳の命令で目が動かされ、その動きに合わせる形で夢が映る、というわけです。ただどうして夢をみるのか、夢の内容はどのように決まるのか、といった基本的な夢のメカニズムについてはまだほとんどわかっていません。

夢については、赤ちゃんは夢をみるのか？　という質問もよく受けます。夢をみた、という報告があるのは３歳ころからのようです。ではもっと小さいころには夢をみていないのか、についてはわかりません。夢をみていたとの報告ができないだけなのかもしれないからです。

また昔から夢占いあるいは夢判断が行われています。紀元前にさかのぼる中国の医学書『黄帝内経《こうていだいけい》』でも、「霊枢淫邪発夢編」に臓器の状態と夢内容とのさまざまな関連が書いてあります。「肝臓の気が強すぎると、怒っている夢をみる」「大腸に邪気が入ると、夢に広い畑が出てくる」等々で、現時点では荒唐無稽としか言いようがない内容です。

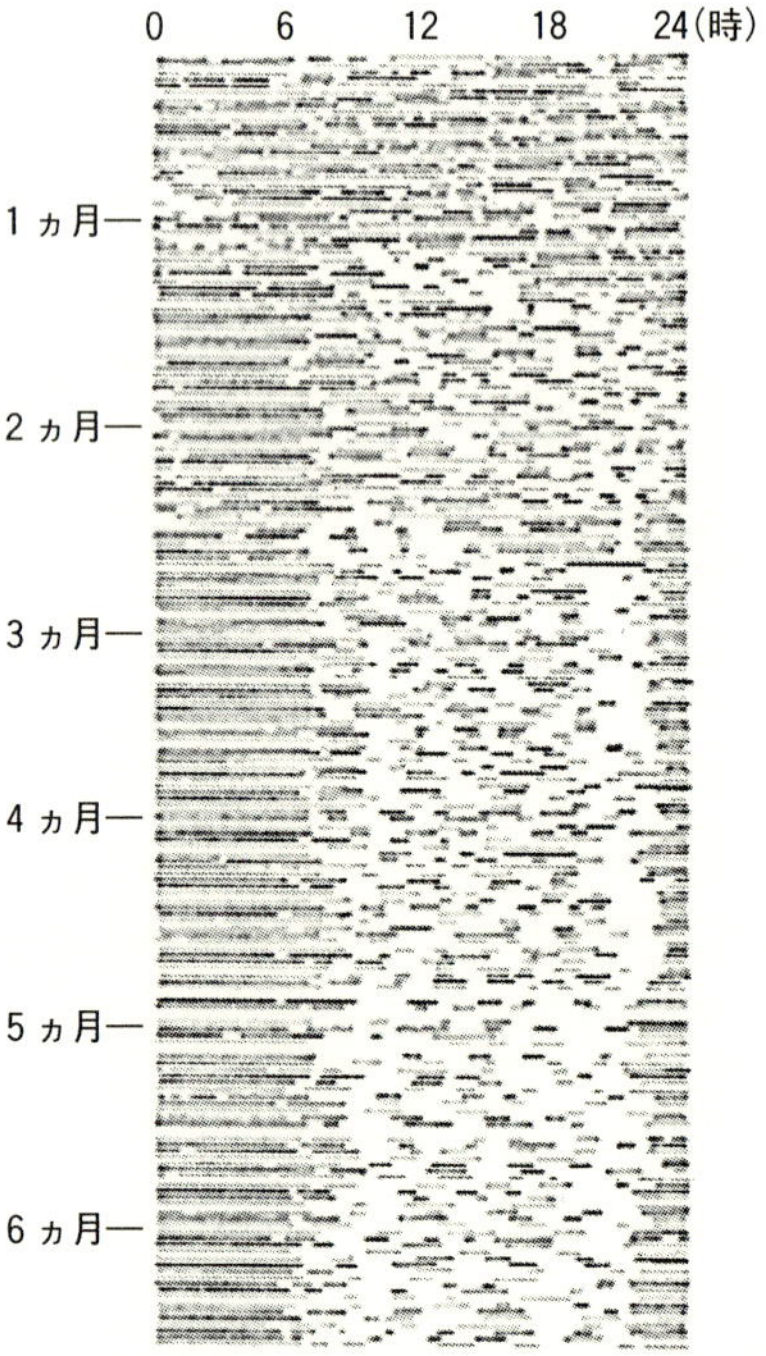

図2-5　睡眠日誌（瀬川，1987）

度と言われています。なお赤ちゃんのほうがこの周期は短く、生まれたばかりの赤ちゃんでは40分前後、1歳で50分、2歳で70分、5歳で80分とする研究報告もあります。また眠りの中でレム睡眠の占める割合は、高齢者よりは赤ちゃんのほうが多いことがわかっています。

◎睡眠ポリグラフィーと睡眠日誌

このように、眠りは少なくとも3つの生体現象を同時に記録することで分類されます。複数の生体現象を同時に記録する記録法あるいは検査をポリグラフィーと言い、ポリグラフは測定装置、ポリグラムは記録されたデータを意味します。このようにして得た記録をもとに一晩の眠りの経過をまとめます。図2-4は4歳女児の一晩の眠りの経過を示します。この年齢になると、基本的な睡眠構築は成人とほぼ同じです。

なお睡眠ポリグラフィーでは、目的に応じて記録する生体現象を増やします。たとえば呼吸のモニターをする場合には経皮的な酸素飽和度、気流、呼吸運動を連続記録します。てんかんを疑う場合には脳波の電極を増やしますし、夜間の異常運動を検討するときには、該当する筋肉に表面筋電図を装着します。

睡眠ポリグラフィー以外での眠りの観察方法のひとつに、睡眠日誌（図2-5）があります。睡眠日誌では、被験者あるいはその家族が睡眠覚醒を記録します。長期間にわたる睡眠覚醒リズムの経過観察に有効な方法です。ただデータの信頼性は、どうしても記録者の協力程度に左右されてしまいます。

活動量を連続的に客観的に計測する目的でアクチグラフィーが用いられます。腕時計程度の大きさと重量のセンサーで活動量を計測し、計測データは内部メモリに保存されます（図2-6）。あくまで活動量の計測なので、直に睡眠覚醒を推定することはできないことには注意が必要です。夜間の異常運動の記録には家庭でのビデオ、あるいは携帯電話での動画撮影等のツールも有効活用できます。

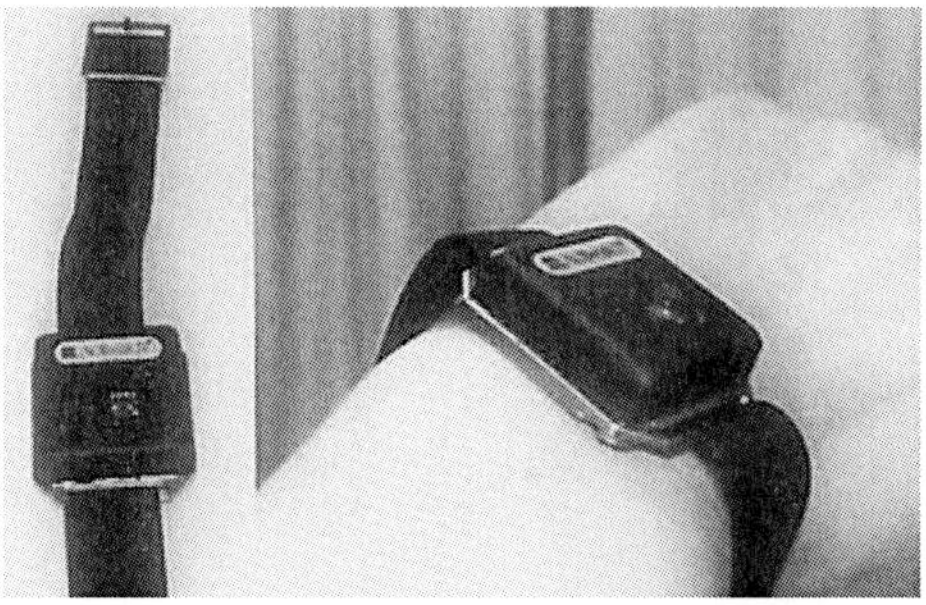

図2-6　アクチグラフィーを記録するセンサー
このようなセンサーを使って活動状況を記録する。

この章のメッセージ

眠りを眺めるポイントは、目の動きと脳波と筋肉

第3章　眠るのは脳――脳のどの部分が眠るのか?

課題　あなたが脳を感じるのはどんなとき?

前章の「この章のメッセージ」は「眠りを眺めるポイントは、目の動きと脳波と筋肉」でしたが、実は眠るのは脳なのです。この章では、眠る脳について勉強します。その前にまずは「脳」を眺めましょう。

◎睡眠中枢と覚醒中枢

図3-1は脳の外側を左側から見た図です。表面にはシワがあります。脳には左半球と右半球とがあり、左右の脳は脳梁《のうりょう》でつながっていますが、図3-2は脳梁を切って、脳の右半球を内側から見たところです。この脳には神経細胞が詰まっていて、活発に働いて、さまざまなヒトの営みを司っていることになります。

さて起きているとき、脳はとくに活発に活動し、この活発な脳の働きが低下すると眠る、と考えがちで、1920年代まではそのように考えられていました。

ウィーンの神経内科医フォン・エコノモは、病的に眠れないことを訴えていた患者さんの脳を亡くなったあとに解剖し、視床下《ししょうか》部《ぶ》前部《ぜんぶ》に限局した病変を観察しました。そこで彼は、この部位が眠ることに重要な場所、すなわち睡眠中枢と考えました。同時に彼は、嗜《し》眠性《みんせい》脳炎（眠ってばかりで

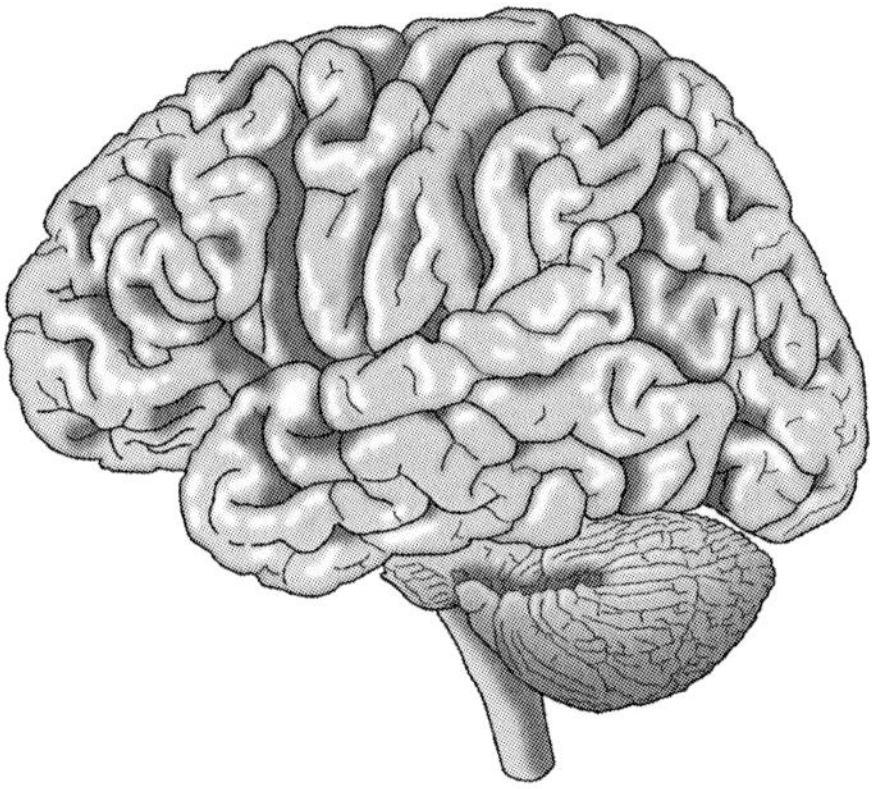

図3−1　ヒト脳を左側からみたところ

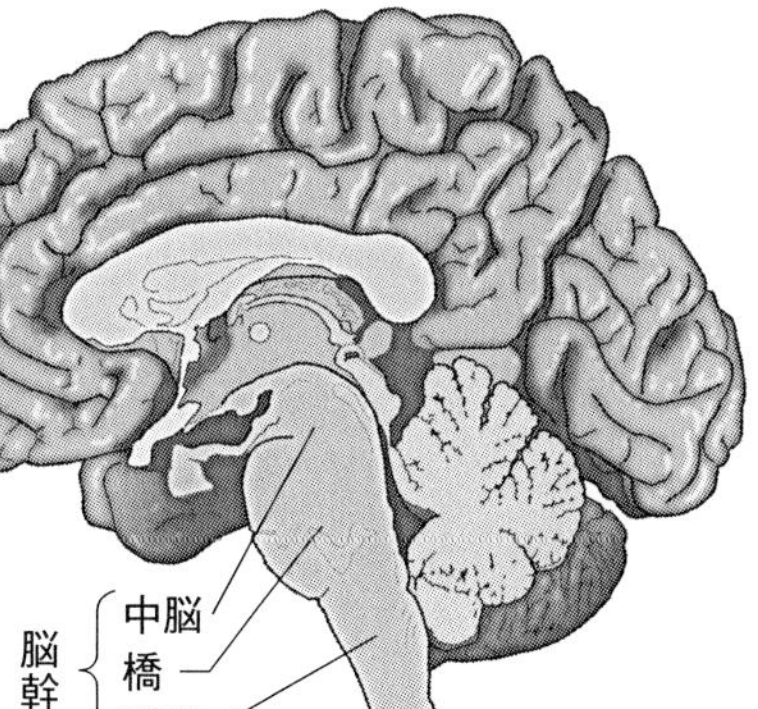

図3−2　右脳の内側面

脳の中央を頭頂から縦にまっすぐ切断した切断面（正中矢状《せいちゅうしじょう》断面）。

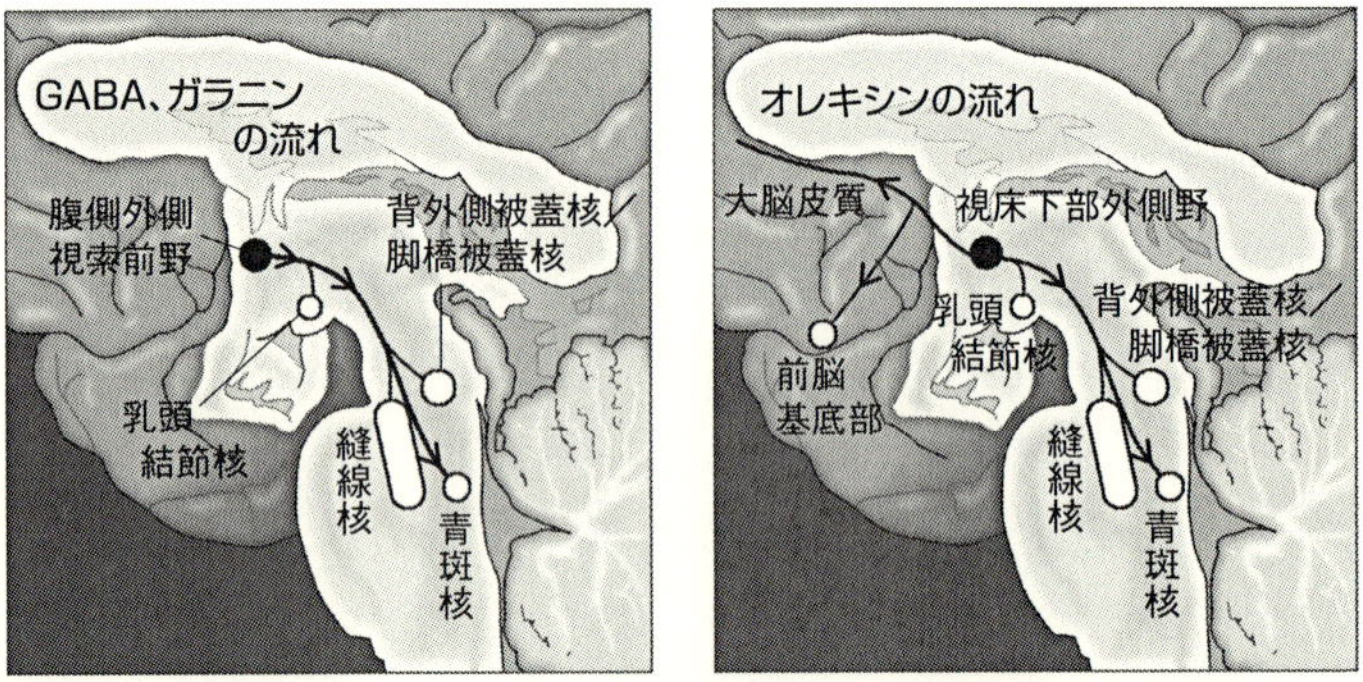

図3－3　近年明らかにされた睡眠中枢（左）と覚醒中枢（右）の一部
睡眠中枢（腹側外側視索前野）と覚醒中枢（視床下部外側野）と睡眠覚醒にかかわる他の部位とのつながりを示してある。ＧＡＢＡ，ガラニン，オレキシンは神経伝達物質の名称。

目覚めることができずに亡くなってしまう脳の病気）の患者さんの脳を亡くなったあとに解剖し、視床下部後部から中脳に点状出血が存在することを観察しました。そこで彼は、この部位が目覚めていることに重要な場所、覚醒中枢と考えました。「眠っているときにさかんに働いて、起きている間には活動していない脳の場所」である睡眠中枢と、「起きている間にさかんに働いて、眠っているときには活動していない脳の場所」である覚醒中枢の提唱です。これはそれ以前にあった、「眠りとは起きていない状態」という考え方ではなく、脳の中に、眠ることに大切な場所、起きていることに大切な場所がそれぞれあるのではないか、というまったく新しい考え方です。この考え方は当時の研究者にきわめて大きな驚きを与えました。そして最近になって、これらフォン・エコノモの観察結果と矛盾しない研究結果が実際に得られてきています。

◎ヒトはなぜ睡眠と覚醒を繰り返すのか

まず睡眠中枢（図3-3左）ですが、腹側外側視索前野《ふくそくがいそくしさくぜんや》と内側視索前野《ないそくしさくぜんや》という場所が有力候補です。この場所に集まっている神経細胞は、基本的には寝ているときにその活動が高まり、起きているときには活動が停止しています。次に覚醒中枢（図3-3右）ですが、乳頭結節核《にゅうとうけっせつかく》と視床下部外側野《ししょうかぶがいそくや》という場所が有力候補です。この場所に集まっている神経細胞は、基本的には起きているときにその活動が高まり、寝ているときには活動が止まっています。

このように睡眠中枢と覚醒中枢がある、ということはわかったのですが、ではどうして眠りと目覚め（睡眠覚醒）が繰り返し現れるのか？については、その仕組みはまだよくわかっていません。わかっていることとしては、睡眠中枢からは覚醒中枢に向けてその働きを抑えるようなシグナルが流れ、逆に、覚醒中枢からも睡眠中枢に向けてその働きを抑えるようなシグナルが流れている、ということです（図3-4）。仮に睡眠中枢の働きがさかんになると、睡眠中枢から覚醒中枢の働きを抑えるシグナルが流れ、覚醒中枢の働きが低下し、その結果、覚醒中枢から睡眠中枢に向かって流れる睡眠中枢の働きを抑えるというシグナルは少なくなり、睡眠中枢の働きに対する抑えが少なくなります。つまり、いったん睡眠中枢が働きだすと、睡眠中枢の働きが安定して続くのです。

逆に仮に覚醒中枢の働きがさかんになると、覚醒中枢から睡眠中枢の働きを抑えるシグナルが流れ、睡眠中枢の働きは低下し、その結果、睡眠中枢から覚醒中枢に向かって流れる覚醒中枢の働きを抑えるというシグナルは少なくなり、覚醒中枢の働きに対する抑えが少なくなります。つまり、

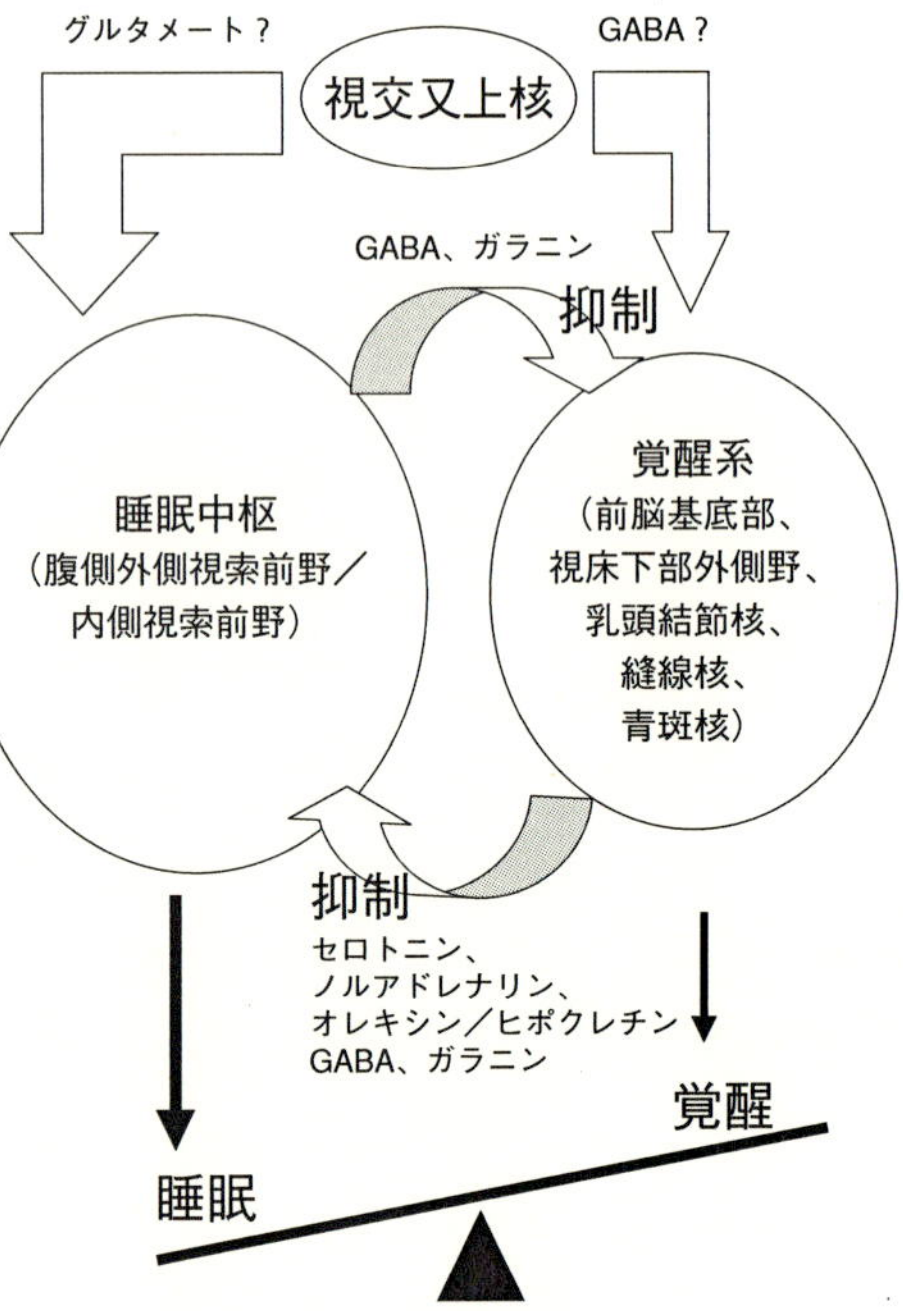

図 3−4　フリップフロップ回路仮説（Saper CB, et al., 2001を一部改変）

いったん覚醒中枢が働きだすと、覚醒中枢の働きが安定して続くのです。

　これはシーソーのように、睡眠あるいは覚醒というどちらか一方の状態が安定して持続することを説明するには都合のよい仮説で、フリップフロップ回路仮説と呼ばれています。ただ、この仮説だけでは、どうして睡眠覚醒が繰り返し現れるのかの説明はつきません。睡眠中枢あるいは覚醒中枢どちらかの中枢の働きが高まるきっかけが何かについては、生体時計からのシグナルなどがきっかけになる可能性等が想定はされていますが、詳しいメカニズムについてはまだ解明されていません。

　生体時計については別に第5章と第10章で勉強します。ここでは、神経細胞あるいはシグナルということについて簡単に説明しておきましょう。

◎神経細胞の活動が筋肉に伝わるまで

脳にはたくさんの神経細胞が集まっています。神経細胞が集まっている場所は灰色に見えるので、灰白質《かいはくしつ》とも呼ばれます。大脳では、灰白質は表面に層をなしていますが、奥深くにも、ところどころ島状に灰白質があります（図3-5）。灰白質以外の場所は白質と呼ばれ、神経細胞から延びるひも上の線維が束になっています。左右の大脳半球をつないでいる脳梁は、神経線維の束です。

たとえば手を握ろう、そう考えると、脳のなかの手を握ろうという意思を司る神経細胞が活動します。神経細胞が活動するということは、活動電位が生じることで、この活動電位は神経細胞から延びるひも―軸索《じくさく》―を伝わり、途中いくつかの神経細胞を経由して、最

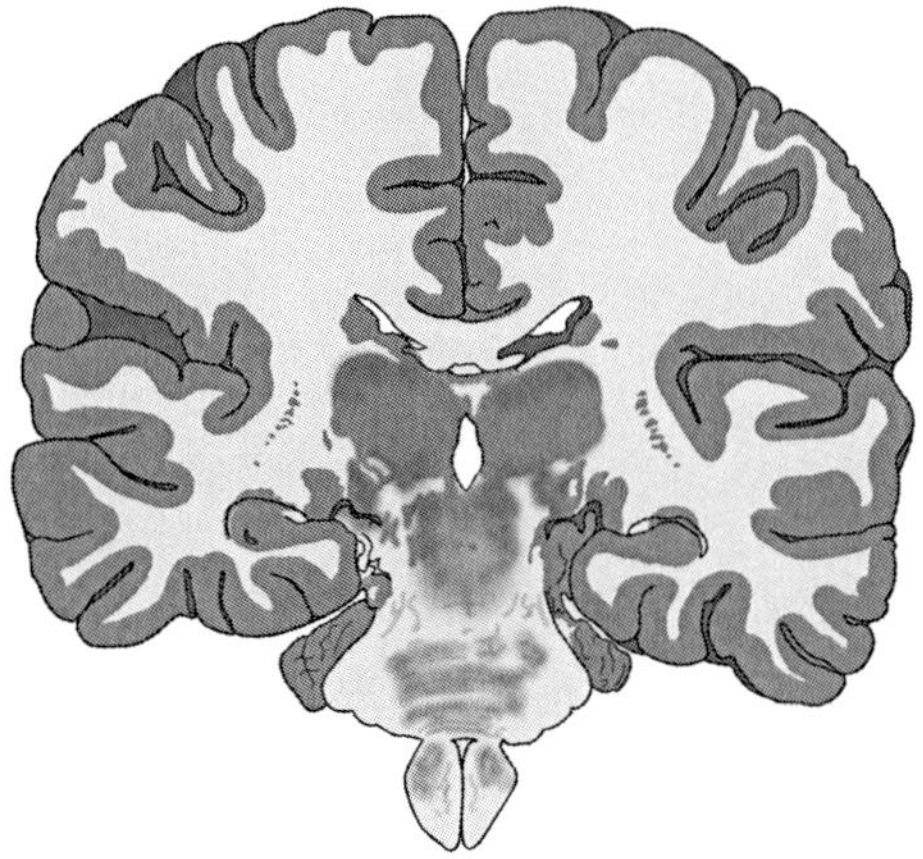

図3-5　ヒト脳の前額《ぜんがく》断面

大脳の表層は灰白質（神経細胞），大脳の深層は白質（神経線維）となっている。

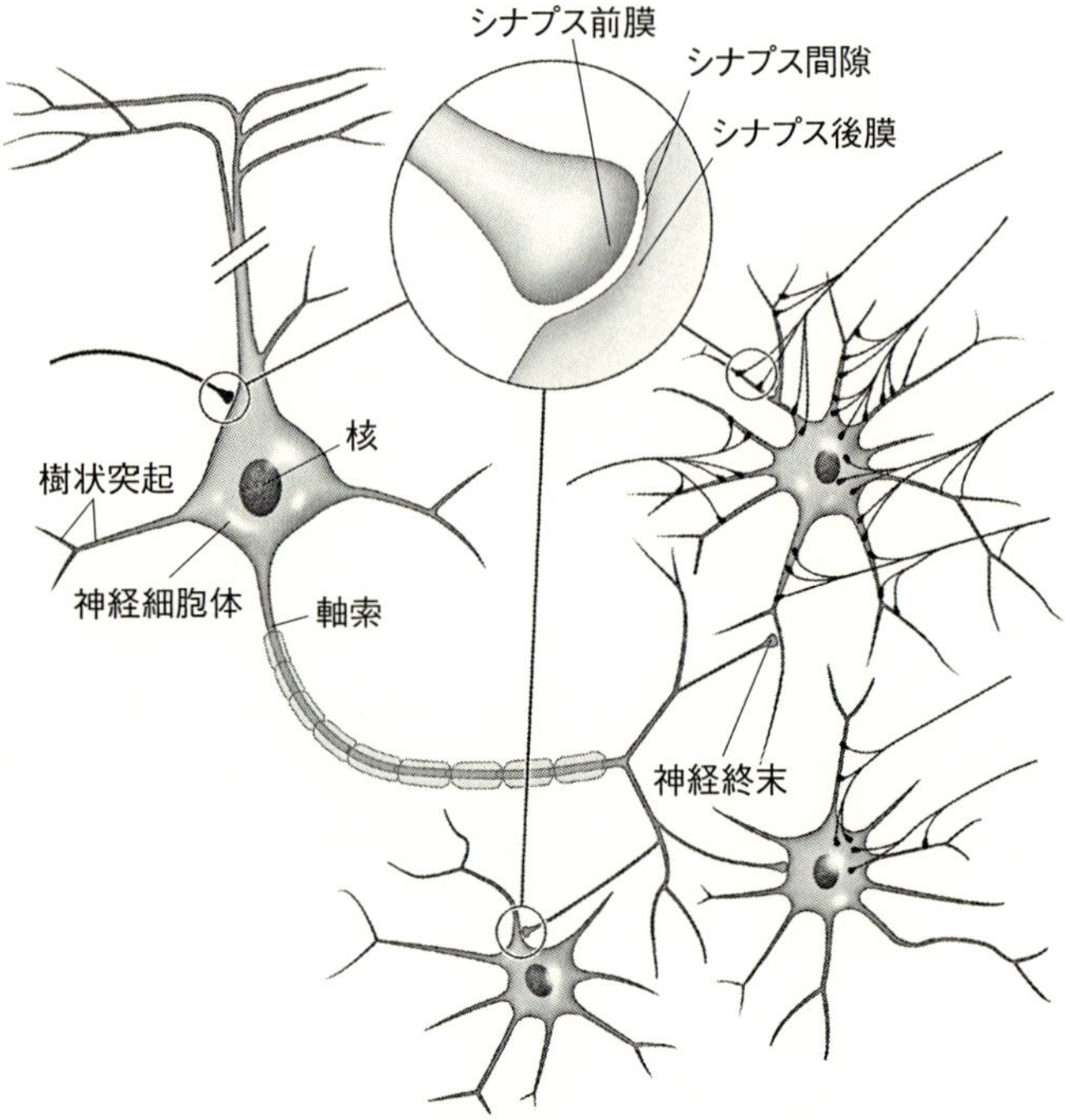

図3－6　神経細胞とシナプスの模式図
シナプスは神経細胞の情報伝達の場。

終的には大脳の表層の灰白質のなかの運動野と呼ばれる場所にある、手の運動を司る神経細胞との接続部分であるシナプスに到達します。シナプス（図3－6）というのは神経細胞から延びる軸索の先っぽと、別の細胞、今の場合は運動野にある手の運動を司る神経細胞ですが、その細胞との間にあるごく狭い隙間のことです。

軸索の先っぽに活動電位が到着すると、軸索の先っぽから神経伝達物質が放出されます。シナプスに出た神経伝達物質は、シナプスに面した神経細胞の表面にある受容体にくっつきます。すると神経伝達物質の種類等に応じて神経細胞が影響を受けます。この場合は運動野にある手の運動を司る神経細胞に活動電位が惹起され、その活動電位が、今度は大脳の運動野の神経細胞から延々と脊髄の中を延びる軸策をとおして伝わって、脊髄の前のほうの部分にある運動細胞とのシナプスにまで到達します。運動細胞から延びる軸索は手を握ることにかかわるいくつかの筋肉に向かって延びています。ですから運動細胞で発生した活動電位は筋肉に伝わり、「手を握る」、という運動となるのです。

もうおわかりかと思いますが、先ほどシグナルと呼んだのは、軸索を伝わる活動電位です。そしてシナプスによっては、神経細胞の活動を抑える方向に作用する神経伝達物質が放出されます。睡眠中枢と覚醒中枢との間でのシグナルのやりとりは、先にも述べたように、お互いの働きを抑え込むような働きが主であることがわかっています。

ちなみに睡眠中枢を担っている神経細胞は、神経伝達物質としてGABAあるいはガラニンという物質をもっているようです。一方覚醒中枢を担っている神経細胞のうち、乳頭結節核の神経細胞はヒスタミンを、視床下部外側野の神経細胞はオレキシンを、それぞれ神経伝達物質としてもっていると考えられています。

◎血流からわかる脳の働き

さて、この章の最後に、寝ているときと起きているときとの脳の働きの違いを見てみましょう。

脳のある部位の血液の流れ具合が、その部位の脳活動を反映していると考えられています。そしてポジトロン断層撮影という方法を使うと、脳のある部位の血流を知ることができるようになったのです。つまり起きているとき、ノンレム睡眠のとき、レム睡眠のときにこの方法で撮影することで、そのときの脳の血流状態を知り、その結果そのときの脳の働き具合を知ることができるようになったというわけです。その結果、次のようなことがわかってきました。

1　浅いノンレム睡眠期には脳全体の血流は起きているときと大きな差はない。
2　浅いノンレム睡眠期には橋《きょう》、小脳、視床、大脳皮質の言語領域での血流が起きているときに比べ減る。
3　深いノンレム睡眠である徐波睡眠期には脳全体の血流は起きているときよりも少なくなる。
4　徐波睡眠期には2の部位に加え、中脳、視床下部、前脳基底部（図3-3右参照）など覚醒に関係する部位、および前頭連合野や頭頂連合野など高次脳機能に関係する部位での血流が起きているときに比べ減る。
5　知覚に関連する脳の血流は徐波睡眠中にも保たれている。
6　レム睡眠期には脳全体の血流は起きているときと大きな差はない。
7　レム睡眠期には二次視覚野（目から入った情報はまず一次視覚野で処理され、その後二次視覚野以降の高次視覚野に伝わりさまざまに処理される）、橋被蓋《きょうひがい》（図3-3参照）、大脳辺縁系（感情等に関連する部位）で起きているときよりも血流が増す。

8　レム睡眠期には前頭連合野や頭頂連合野など高次脳機能に関係する部位での血流が起きているときに比べ減る。

図3-3はこれまで病理学や生理学で調べられてきた眠りと関連のありそうな脳の部位でしたが、ポジトロン断層撮影というまったく異なる方法によるアプローチでも、これまでの研究成果と矛盾しない結果が得られたということです。

この章のメッセージ　脳の、脳による、脳のためのねむり

身体が動かない！

金縛りを経験した方もかなりいらっしゃると思います。現在福島大学教授の福田一彦先生の1987年の調査によると、次のような体験が記録されています。「突然目が覚めた。まったく動けず、しゃべれない。誰かが私のおなかの上に乗っかっている。恐怖を感じた。」そして福田教授の調査によると、日本人大学生の43％もの方が金縛りを経験しているのだそうです。おそらくはレム睡眠のときに脳から全身の筋肉に向かって出ている「動くな」、という命令が金縛りのときにも出てしまっているのであろう、と考えられています。ストレスや不規則な生活で夜中に目が覚めることが多かったりすると体験することが多いのではないかと考えられています。レム睡眠のときとは違って意識ははっきりしているので、「身体を動かすことができない」ことがはっきりと意識され、恐怖を感じるのでしょう。

ナルコレプシーという睡眠発作を起こしてしまう病気を第11章で紹介しますが、実はナルコレプシーの患者さんには睡眠発作以外に、カタプレキシー、という発作も起きます。これは情動脱力発作、と言って、とてもうれしい等の強い感情が生じると、全身に力が入らなくなり、へたり込んでしまう、という発作です。この発作のときにも、レム睡眠のときに脳から全身の筋肉に向かって出ている「動くな」、という命令が出てしまっているのであろう、と考えられています。

でもどうしてレム睡眠のときに出るべき命令が、金縛りや情動脱力発作のときに出てしまうのかはわかっていません。なお逆にこの命令がうまく出なかったり、あるいはうまく伝わらなかったり、あるいは「動くな」という命令よりも強い「動け」という命令が出てしまうと、夢に従って身体が動いてしまうこともあります。これがレム睡眠行動異常症（第11章参照）です。

第4章　寝不足では……――徹夜明けの運転はこんなに危険!

❖課題　あなたは、寝不足になるとどうなる?

◎断眠実験

第1章では、日本人が世界でいちばん寝ていない、という事実を見ました。そして第3章では、眠るのは脳だ、ということも見てきました。では寝不足ではどうなるのでしょうか?

まずラット、すなわちある種のネズミでの断眠実験です。断眠とは眠りを断つ、すなわち眠らせない、ということです。ラットで行われた断眠実験でわかったことは、

1　体温が上がる
2　食物摂取量が増える
3　体重が減る

4　皮膚に潰瘍や角化病変が増加し、毛並みが乱れる
5　平均2〜3週間で死亡する

でした。ただ死亡原因はまだよくわかっていません。では動物は皆眠らなくてはいけないのでしょうか？　この点についてはすべての動物の眠りが調べられているわけではない現時点で結論を出すことはできません。第9章でさまざまな眠りについて詳しく説明しますが、たとえば常に泳ぎ続けているマグロが寝ているという証拠はまだ確認されていません。

次はヒトでの断眠実験です。睡眠不足の身体への影響を調べる目的で、以前は相当に乱暴な実験が行われました。何十時間も寝かせないでおくとどうなるか？というような、ある意味では拷問のような実験です。ちなみに有名な断眠記録としては、アメリカの17歳の高校生が1964年に記録した、264時間12分（11日と12分）というのがあります。ただしこの高校生は、実験開始後3日で自分ひとりの力では起き続けることができなくなり、4日目には疑い深くなり、錯覚、幻覚、知覚障害が出現し、かろうじて起きているという状態になったとのことです。また最近のギネスブックによると、イギリス人が266時間（11日と2時間）断眠したという記録があるようです。ただし先の高校生同様、3日ほどしてから幻覚や幻聴があったようです。たしかにこのような非現実的な実験も必要かもしれませんが、日常的な眠りの大切さを知るということからは少し論点がずれてしまうと思います。

最近の研究では、ヒトが耐えられる断眠はせいぜい50時間で、それを過ぎると持続が数秒のごく短時間の眠り（微小睡眠）が頻繁に現れるようになることがわかっています。そこで、もう少し現実的な実験を紹介しましょう。

◎眠りと「ひらめき」の関係

まずは科学雑誌『ネイチャー』に掲載されたドイツのリューベック大学のグループの実験です。結論は、眠りが「ひらめき」を促すというもので、カードゲームを使って、次のような実験が行われました。

1　朝に課題を3回訓練し、その後寝ないで8時間後の夜に課題に再挑戦
2　課題訓練を夜にしたあと徹夜して8時間後に再挑戦
3　課題訓練を夜にしたあと8時間眠って、翌朝に再挑戦

という3つのグループで、課題に隠されたカードの配列に気づくという「ひらめき」の割合を比べたのです。すると3番目のグループで明らかにひらめく割合が高い、という結果が出ました。しかも、1、2番目のグループのひらめきの割合は、訓練をせずに課題に取り組んだ場合と同程度しかなかった、とのことです。眠るとひらめきがよくなる、というわけです。

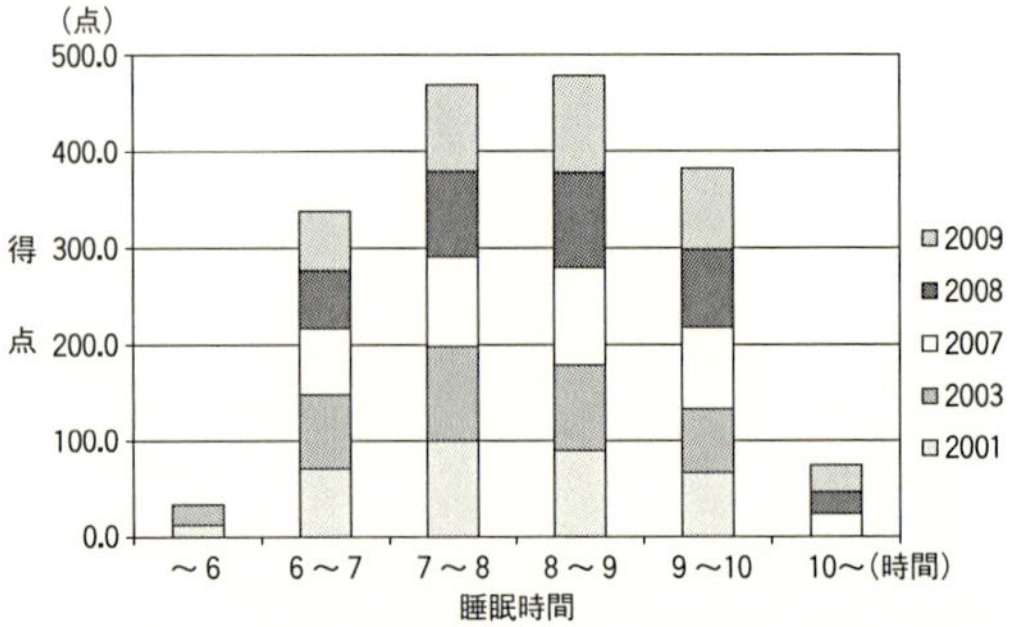

図4－1　全国学力調査における児童（小6）の成績と睡眠時間との関連（文部科学省資料より作成）
過去5回の調査での睡眠時間ごとの算数と国語の合計の平均得点で，最高を100，最低を0として，各睡眠時間ごとの得点を比例配分したものの5回分の合計。

広島の２００４年の小5基礎基本調査でも、睡眠時間が7~10時間の学童では学力テストの平均点が、国語で70点、算数で74点なのですが、6~7時間で66点、70点、5~6時間で62点、66点、睡眠時間が5時間以下の学童の場合52点、54点であり、睡眠時間が減ると成績が悪くなりました。なお注意すべきは、睡眠時間が10時間を越えている児童の成績は、国語で65点、算数で68点と、逆に悪くなっているという点です。同じ傾向は２００１年、２００３年、２００７年、２００８年、２００９年に行われた全国調査でも確認されています。どの年の調査でも、睡眠時間が7~9時間のグループの成績がもっともよくなっています（図4-1）。睡眠時間と成績との関連が示唆されます。ただし解釈には注意も必要で、詳しくは第14章で学びます。

◎睡眠不足は脳のリスク

学力もある意味脳の働きを反映していると思いますが、次は眠らないと脳の働きが悪くなる、ということを示す実験です。睡眠時間を制限すると、作業の間違いがどのようになっていくかを見ます。まったく眠らないグループ、1日の睡眠時間を4時間、6時間、そして8時間にしたグループという合計4つのグループに分け、定期的に決められた作業をやってもらいました。図4-2に結果を示していますが、まったく眠らないグループは■、睡眠時間が4、6、8時間のグループはそれぞれ○、□、◇で示してあります。曲線はそれぞれの印をおおよそ結んだ回帰曲線です。ある作業における間違いの数は、睡眠時間が4時間のグループでは9日を過ぎると、作業における間違いの数が、睡眠時間ゼロのグループがまる2日眠らなかったときのレベルにまで増えています。また睡眠時間が6時間のグループでも、9日を過ぎると、睡眠時間ゼロのグループがまる1日眠らなかったときのレベルにまで、作業における間違いの数が増えています。眠りを十分にとらないと作業能率は低下する、といえそうです。

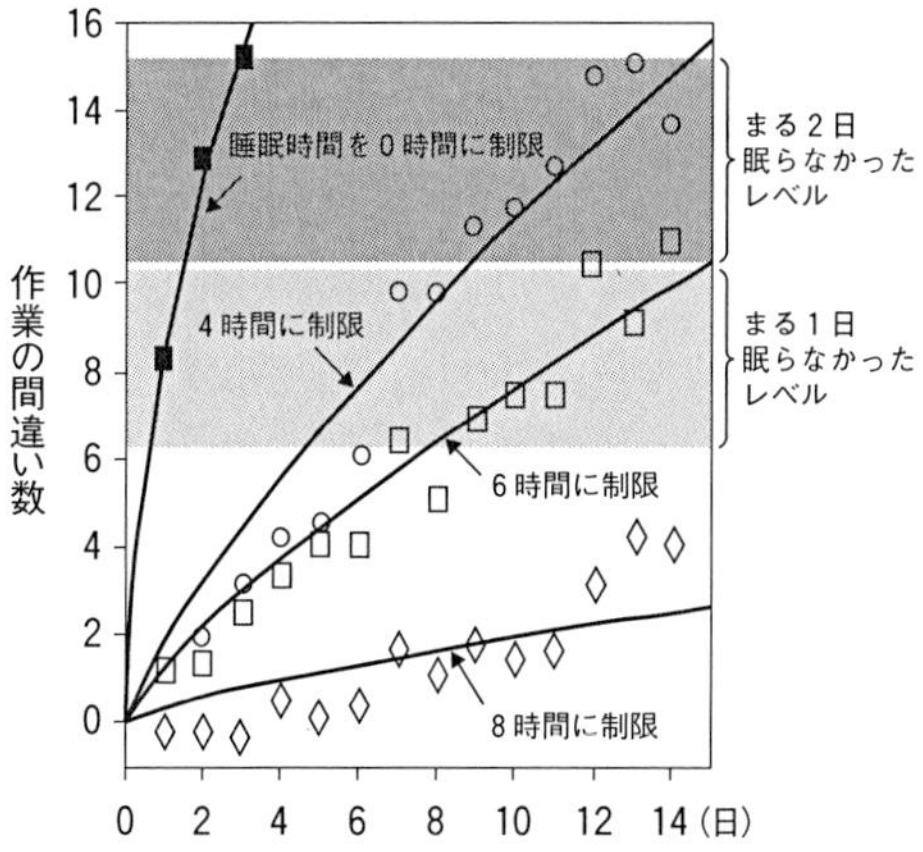

図4-2　睡眠時間制限を14日続けたときのパフォーマンスの悪化（Van Dongen HP, et al., 2003）

次の2つは、もう少し現実的な実験です。

まず初めの実験は、ある課題の成績について、

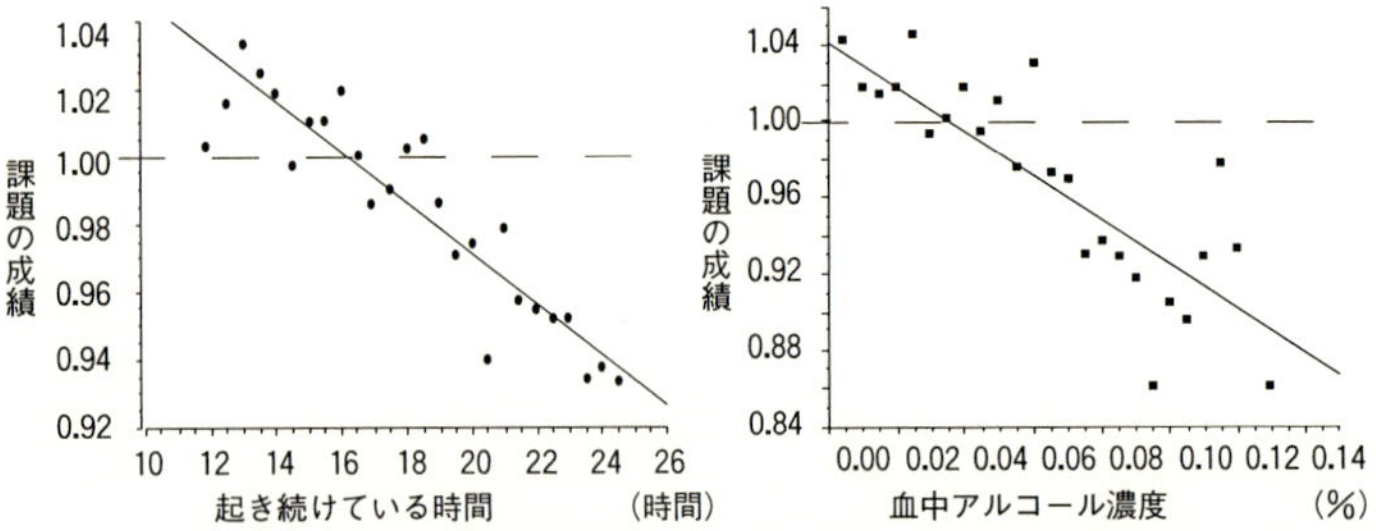

図4－3　起き続けている時間（左）と血中アルコール濃度（右）によるパフォーマンスの悪化の変化（Dawson D & Reid K, 1997）
縦軸の下にいくほどパフォーマンスが悪化している。

断眠時間との関連で見た図（図4-3左）と血中アルコール濃度との関連で見た図（図4-3右）とで比べたものです。縦軸が課題の成績で、上にいくほど成績がよいことを示しています。横軸は左の図が眠らずにいる時間、すなわち断眠時間、右の図ではアルコールの血中濃度です。左右の図の点の分布が同じような右下がりになっていることがおわかりいただけるでしょうか。結果は17時間起き続けて行った際の課題成績は、血中アルコール濃度が0・05%の場合と同等であったと解釈されています。ちなみに日本における酒気帯び運転の基準値は現在0・03%です。17時間起き続けていての運転は、酒気帯び運転よりはるかに危険といえるのです。労働安全衛生総合研究所の高橋正也博士がおっしゃっています。「飲むなら乗るな、とはよく言われますが、寝てないなら乗るな、あるいは乗るなら眠れ、はまったく言われていません。でももっと深刻に指摘されるべき事柄だと思います。」

　これまでの実験結果をまとめると、睡眠不足は脳のリスクと言えるのではないでしょうか。なお睡眠不足と脳のリスクという点では、最近重要な発見がありました。アルツハイマー病との関連です。アルツハイマー病ではアミロイドβという物質が脳に蓄積されてしまうことがわかっています。マウスでの研究ですが、遺伝子操作でアルツハイマー病にかかりやすくしたマウスの脳内を観察したところ、アミロイドβが起きているときに増え、睡眠中に減ることが観察されました。さらに起きている時間が長いマウスではアミロイドβの蓄積が進むことや、そのマウスの眠りを増すことでアミロイドβの蓄積が大幅に減ることも観察されました。寝不足が、アルツハイマー病発症の危険因子となる可能性が考えられます。

◎寝ないと老化が早まる!?

次の実験結果は1999年にシカゴ大学から発表されたもので、寝不足では老化あるいは生活習慣病のリスクが高まる、が結論です。具体的に説明します。11名の健康な成人男性（18～27歳）に、はじめの3日間は8時間（23時～7時）、次の6日間は4時間（1時～5時）、そして最後の7日間は12時間（21時～9時）ベッドで横になるよう指示し、おのおののセッションの最後の晩、あるいは最後の晩に引き続く日中にさまざまな検査を行い、睡眠不足状態が生体に及ぼす影響について検討した実験です。詳細は省きますが、睡眠時間4時間を続けると、朝の血糖値が高く、交感神経系が過緊張状態となり、コルチコステロイド（ストレスに対抗するためになくてはならないホルモン。分泌は朝多く、午後から夕方には減る）の夜間の分泌の低下が十分でなく、インフルエンザワクチン接種

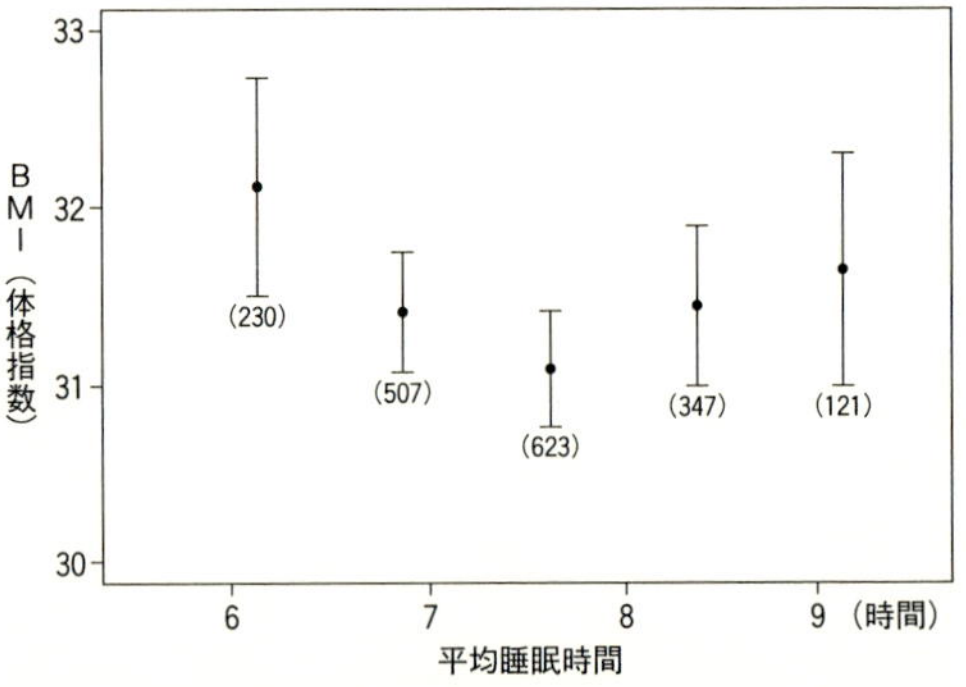

図4－4　睡眠時間とＢＭＩとの関係（Taheri S, et al., 2004）
寝ないと太る。図中の数字は各グループの人数を表す。

後の抗体価の上昇がよくない、という結果が得られたのです。

朝の血糖値が高いことは糖尿病と似た状態ですし、交感神経系の過緊張状態は高血圧をもたらします。コルチコステロイドの夜間の分泌の低下が十分でないと、分泌量全体が増えることとなり、肥満をもたらす可能性があります。インフルエンザワクチン接種後の抗体価の上昇がよくないことは免疫機能が低下していることを示唆します。免疫機能については、寝不足では風邪をひきやすくなる、という実験結果も報告されています。そしてシカゴ大学のグループは、これらの異常が老化に際し認めるのと同様な変化であることから、睡眠時間を減らすと老化が促進されると結論したのです。最近の言い方をすれば、寝不足では生活習慣病の危険が高まる、と言えそうです。

◎寿命が長い人たちの睡眠時間は

シカゴ大学の実験では4時間睡眠を6晩続けた際の状態を調べており、急性の睡眠不足の影響を調べたことになるのですが、このグループはその後も研究をつづけ、慢性の睡眠不足で糖尿病や肥満がもたらされることも結論しています。図4-4の縦軸はBMI、横軸は睡眠時間です。BMIはbody mass index の略で、体格指数と訳される場合もあるようです。肥満の程度を測るための国際的な指標で、体重（kg）を身長（m）の2乗で除して得ます。日本の成人では25以上、アメリカでは30以上を肥満としています。図4-4に戻りますが、BMIがもっとも低いのは睡眠時間が7~8時間のグループになっています。つまり睡眠時間が7~8時間より減っても、増えてもBMIは高くなるのです。注意すべきは、現在の日本人の大多数が含まれる睡眠時間8時間以下の範囲で考えると、「寝ないと太る」とともに「寝るとやせる」とも言えるわけです。むろんひたすら寝ればひたすらやせるわけではなく、睡眠時間が7~8時間を越えるとBMIはまた上昇します。この点は、睡眠時間が10時間を越えている児童の成績は逆に悪くなった、という調査結果（図4-1）と似ています。

　次に図4-5を見ましょう。横軸は図4-4と同じく睡眠時間ですが、今度の縦軸は死亡の危

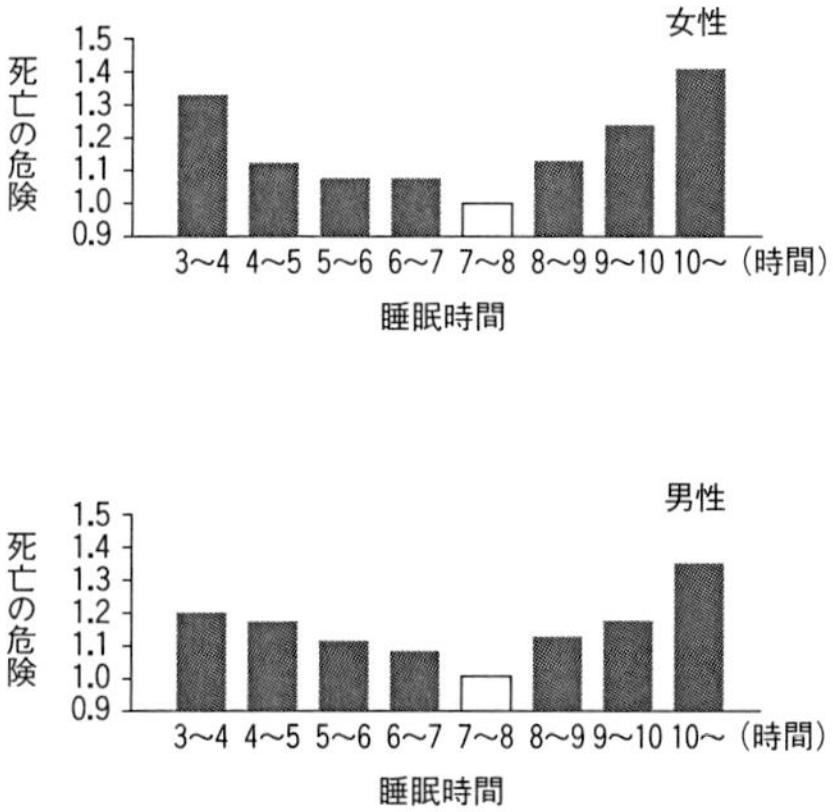

図4-5　睡眠時間と死亡の危険との関係
(Kripke DF, et al., 2002)
女性は636095人，男性は480841人のデータをもとにしている。

険です。米国がん協会が１９８２年から１９８８年にかけて行った、30歳から１０２歳の１１１万人（男性48万人、女性63万人）の大規模調査データで、睡眠時間が7時間以上8時間未満の場合に、もっとも寿命が長いとの結果が報告されています。睡眠時間が7〜8時間の学校の成績や肥満のときと同じように、死亡の危険は睡眠時間が少なくても、多くても高くなってしまうのです。同様の結果はフィンランドにおける18歳以上の2万人を対象とした22年にわたる追跡調査や、日本の１９８８年から１９９０年にかけて行った40〜79歳の10万４０１０人の調査結果でも報告されています。

睡眠不足は命のリスクなのです。

◎寝不足が大事故の原因だった！

睡眠不足が主因の世界的大惨事もご紹介しておきましょう。１９７９年3月のスリーマイル島原発事故、１９８４年12月のインド・ボパール化学工場ガス爆発事故、１９８６年1月のスペースシャトル・チャレンジャー爆発、１９８６年4月のチェルノブイリ原発事故、１９８９年3月の石油タンカー・バルディーズ号原油流出事故です。いずれも睡眠不足に基づく注意力の低下が事故の主因と考えられています。なおこれらの事故の原因は、しばしば「睡眠時無呼吸症候群」と誤って伝えられていますが、原因は睡眠時無呼吸症候群ではなく、寝不足です。もちろん最近でも、居眠り運転による痛ましい交通事故の報道を耳にします。睡眠不足は社会のリスクなのです。

眠るのは脳、と前の章で学び、この章では寝不足のリスクを学んでいます。では寝不足では、脳

眠気の測定法

「眠気」の強弱はどのようにして測るのでしょうか？　面白いテレビや本や研究に夢中になれば「眠気」は飛びますし、退屈だと「眠気」が強まることもあります。強い「眠気」を感じていたのに、あこがれの彼や彼女が目の前に現れて「眠気」が吹っ飛ぶこともあるでしょう。身体は疲れて「眠気」は強いはずなのに、悩みごとで眠れないときの「眠気」は強いのでしょうか、弱いのでしょうか？　考えてみると「眠気」とは案外厄介です。

自覚的な「眠気」については様々な質問紙が考案され、回答内容を点数化することで、「眠気」の点数化が図られています。「眠気」とはあくまで自覚的な感覚ですからこれでいいのかもしれません。でももっと客観的な方法はないのでしょうか？　第２章で見た緩徐眼球運動を測定することで「眠気」を判断しよう、という試みもあります。ただ緩徐眼球運動が見られる、ということは眠りに入りつつあることを示しているだけで、「眠気」の強弱についての情報は与えてくれません。現時点で「眠気」の強弱を判定するのに有効と認められているのは睡眠潜時反復検査と覚醒維持検査です。睡眠潜時反復検査では暗い部屋でベッドに寝かされ、眠るように指示されます。一方覚醒維持検査では暗い部屋で安楽椅子に座らされ、眠るな、と指示されます。どちらも「眠気」が強いとすぐに寝入り、「眠気」が弱いとなかなか寝ない、というわけです。ただこれらの方法では気軽に何回も「眠気」を測定する、というわけにはいきません。

刻一刻と変化する「眠気」を簡単に何回も客観的に測定することは実はまだできていないのです。

にはどのような変化が起きるのでしょうか？　行動としての「眠り」を細胞レベルで解明しようという試みですが、実はこの点に関しては、まだまだよくわかっていないことが多いと言わざるを得ません。ただし最近になって、興味ある研究成果が少しずつ出始めていることも確かです。

寝不足ではイライラしがちです。最近の研究では、イライラしているときにさかんに働く脳内回路を抑える働きが、寝不足になると弱まってしまう、ということが指摘されています。寝不足でイライラすることの脳内メカニズムの一部が解明されつつあるようです。

シナプス、については第3章で学びました。シナプスは細胞と細胞の情報伝達の場でしたが、眠ることで、ある部位のシナプスが減ること、さらにシナプスの働きにかかわりのあるいくつかのタンパク質の量が減ることが報告されたり、シナプスでの情報伝達が覚醒時よりもむしろ睡眠時に強まることが示唆されたりしています。行動の変化とシナプスの変化との関連が少しずつ解明されつつあると言えます。

なお寝すぎの問題点については、第15章で考えます。

この章のメッセージ

寝不足は脳と社会と命のリスク

第5章　眠りと年齢――「子どもは夜になったら寝る」⁉

❖課題　あなたの理想の眠りは何歳のときの眠り？

◎赤ちゃんに見るフリーラン現象

図5-1の左図（＝図2-5）は生まれてから生後6カ月過ぎまでのある赤ちゃんの睡眠日誌です。1日が1行で寝たところに線を引いて作ります。これはあるご家庭にお願いして、そのお宅で生まれた赤ちゃんについて、出生直後から6カ月過ぎまで、赤ちゃんが眠っているなと思ったところに線を引いて作った図です。生まれた直後、1カ月、2カ月、3カ月、4カ月、5カ月、6カ月というふうになります。生まれたばかりの赤ちゃんは、3〜4時間寝てはお乳をのんでまた寝るという状態で、あまりはっきりしたリズムはありません。3〜4カ月になると朝の起きる時刻と夜寝る時刻がほぼ一定していきます。おもしろいのが、その間の生後1〜3カ月のあたりです。眼を細めてみると、線が右下に走ることがおわかりになると思います。これがフリーランという現象です。フ

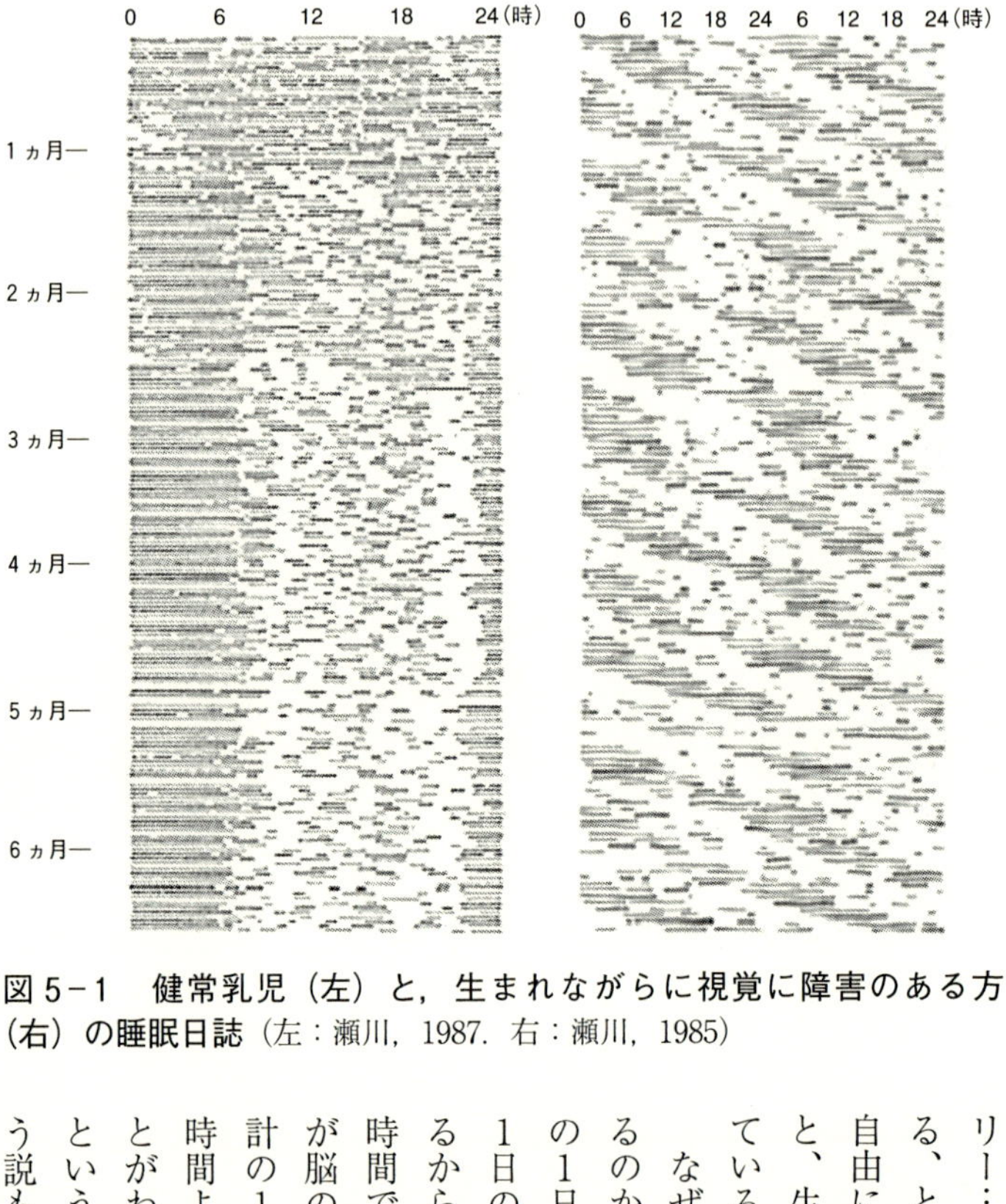

図5−1　健常乳児（左）と，生まれながらに視覚に障害のある方（右）の睡眠日誌（左：瀬川，1987．右：瀬川，1985）

リー…自由に、ラン…活動する、ということですが、何が自由に活動するかと言いますと、生体時計がフリーランしているという言い方をします。

　なぜこのようなことが起きるのかといえば、それは地球の1日の長さと、生体時計の1日の長さとの間に違いがあるからです。地球の1日は24時間ですけれども、実はヒトが脳の中にもっている生体時計の1日は、大多数の人で24時間よりも少し長いということがわかっています。25時間という説も、24・2時間という説もあります。平均すると

24・5時間ほどと考えられています。

◎地球時刻と生体時計

たとえば、私が遮光が完璧なホールに閉じこめられるとします。ホール内の時計は全部外します。そこは暗さが一定、外からの光が入らず、時計もないわけで、閉じこめられた私には、地球が24時間で動いていることを知る手がかりがまったくなくなります。すると、私自身は自分の脳の中にある生体時計に従って生活を始めます。それはたぶん24・5時間くらいの周期に従った生活になるわけです。そんな私を、だれかがマジックミラーを使って観察するとします。ホールの外にいる観察者は、周期24時間の地球時刻で暮らしながら私を観察することになります。その方の目から見ると、私の生体時計の周期で24時間よりも長い分、もし私の生体時計の周期が24・5時間なら0・5時間、つまりは30分だけ、私の生活時間帯が毎日遅くズレていくということが見てとれるわけです。これがフリーランということになります。

最近、ごくごく珍しいのですが、生体時計の周期が24時間よりも短い家系の方が見つかっています。23時間とか23・5時間周期のこの家系の方々は、早起き早寝なことがわかっています。そのような方がフリーランすると、睡眠日誌はどのようになるでしょうか？　その場合には右下ではなく、左下に向かってフリーランすることになります。

ただ、現実には私はフリーランしていません。なぜかと言えば、私が毎日、自分の生体時計の周期を短くして地球時刻に合わせる、という作業をしているからです。ただ無理に何らかの作業を行って短くしているわけではなく、無意識のうちに行っているのです。実はそのときに使っているのが朝の光です。だれしも無意識のうちに、朝の光を浴びることによって24時間よりも長い生体時計の周期を短くして地球時刻に合わせる、同調あるいはリセットと呼ばれる作業を行っていることがわかっています。

図5-1右側も睡眠日誌ですが、この方はずっとフリーランしています。この方は生まれながらにして目の不自由な方です。目が不自由であるために光刺激が脳に入らないと、このようにずっとフリーランする場合がある、ということがわかっています。このようなことからも、光が生活リズムを整えるうえで重要だ、ということを多少とも感じていただければと思います。

◎大人も子どもも「夜ふかし朝寝坊」になりやすい

以上のことをふまえて、もう一度図5-1の左を見てみます。生まれたばかりの赤ちゃんはまだ生体時計が動いていません。生後1カ月すると生体時計が動き出しますが、朝の光を使って生体時計の周期を短くする、同調あるいはリセットという作業がまだできず、フリーランしています。生後3～4カ月になると、同調あるいはリセットという作業ができるようになり、朝の起きる時刻と夜の寝る時刻が一定してくる、というわけです。このようなことがわかると、よく耳にする「子どもは夜になったら寝る」ということが、必ずしも正しくはないことがおわかりいただけると思います。生後1カ月の段階で、もう右下に向かってフリーランしているわけです。つまり、夜ふかし朝寝坊のほうがしやすい身体のつくりになっているのです。ですから生体時計の働き・周期を考えれば、「子どもは夜になったら寝る」ということはないのです。

ではなぜ、「子どもは夜になったら寝る」などと言われるようになったか、といえば、これは何も子どもに限ったことではないのですが、だれもが経験するように、昼間、身体を動かして疲れたら早く眠くなる、ということではないでしょうか。要するに昼間の活動量が問題だということになります。ただ、今の日本の子どもたちが昼間たっぷりと身体を動かして夜、夕飯を食べるか食べないかのうちに、バタンキューと眠れる状況かというと、なかなかそれは難しいようです。交通事情、不審者の問題、メディアの普及等々さまざまな要素はあると思います。いずれにしても、「子どもは夜になったら寝る」わけではないのです。これは、「身体を動かして疲れたらだれだって早く眠くなる」ことの反映なのです。

◎年齢とともに変わる睡眠時間

図5-1から、もう一つ見てとれることがあります。それは生まれたばかりのころは眠りの持続が短く、線が細切れだ、ということです。成長するにつれ、線が長くなることが見てとれます。実はこれと逆のことが、高齢者で見られることがあります。高齢になるにつれ、線の持続、すなわち眠りの持続が短くなる方がいらっしゃるようです。そのような場合、眠れない、という訴えになっ

てしまうのかもしれません。

では睡眠時間は、どのように年齢とともに変わるのでしょうか。

図5-2は、小児における睡眠時間の年齢との関係です。とくに1歳以下で個人差が大きいことがわかります。図5-3は有名な図で、赤ちゃんから高齢者までをも含む睡眠時間の変化です。ただこの図では、平均した値しか示されていないことには注意が必要です。図5-2でわかるような個人差についての情報はわかりません。なお図5-2は、2003年発表、図5-3は1966年発表のデータです。平均値で見ると、生後3~5カ月で1966年が14時間、2003年も14・5時間、生後1歳前後でそれぞれ13時間と14時間、3歳が11~12時間と13時間、6歳が10~10・5時間と11時間ですが、12歳が10時間と9時間、16歳が8・5時間と8時間で、12歳以降、2003年のほうが睡眠時間が短くなっています。

なお、日本の子どもの睡眠時間のデータを表5-1でご紹介します。ここからも、最近の睡眠時間が短くなっていることがわかります。

ただしこれらの数字は実際にどのくらい寝ているのかを調べた観察に基づく結果で、ある活動レベルを維持するのに必要な最低限度の眠りの長さを調べた結果ではありません。したがって、これらの数字が生理的に必要な睡眠時間なのかどうかは不明です。また何歳では最低何時間眠らなければならないのか?という生理的な意味で必要な睡眠量の限界があるのかどうかも、よくわかっていません。思春期には思春期前よりも、必要とする睡眠時間が増えるという観察もあります。

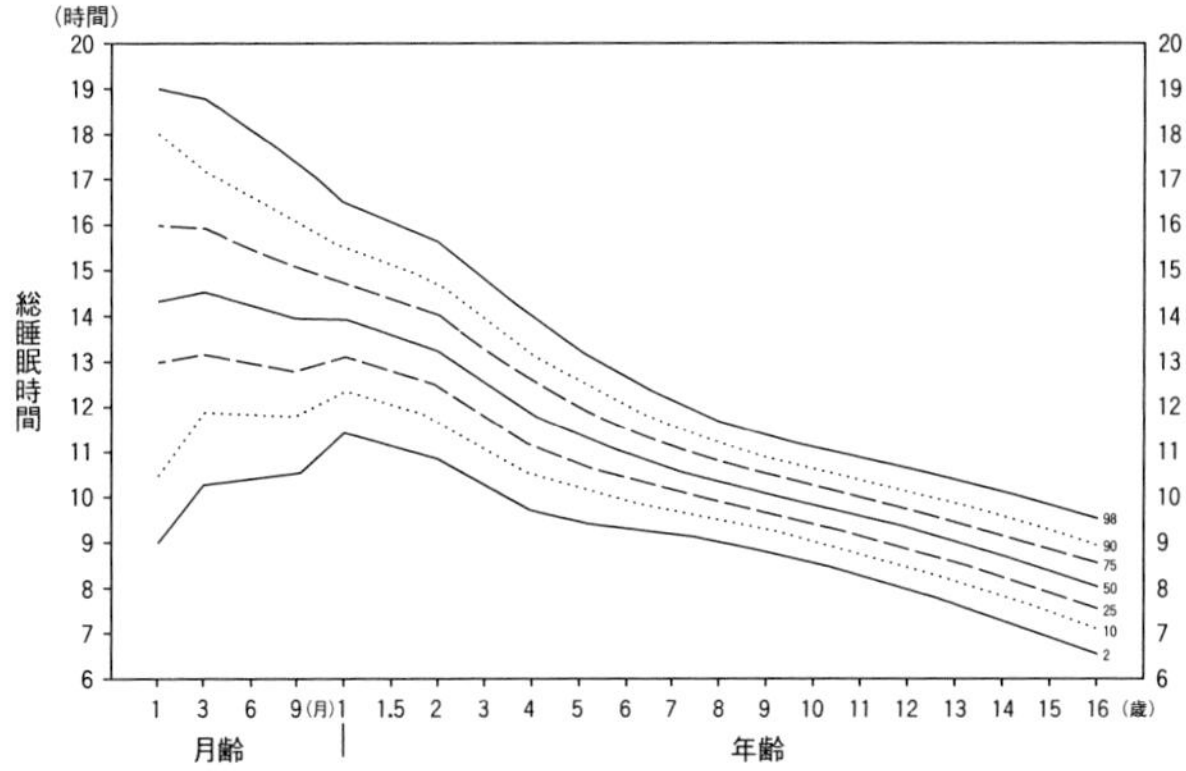

図 5-2　子どもの睡眠時間の加齢による変化 (Iglowstein I, et al., 2003)

グラフ右端の数字は，パーセンタイルをあらわす。たとえば「50パーセンタイル」なら，100人のうち50番目の人のデータということ。

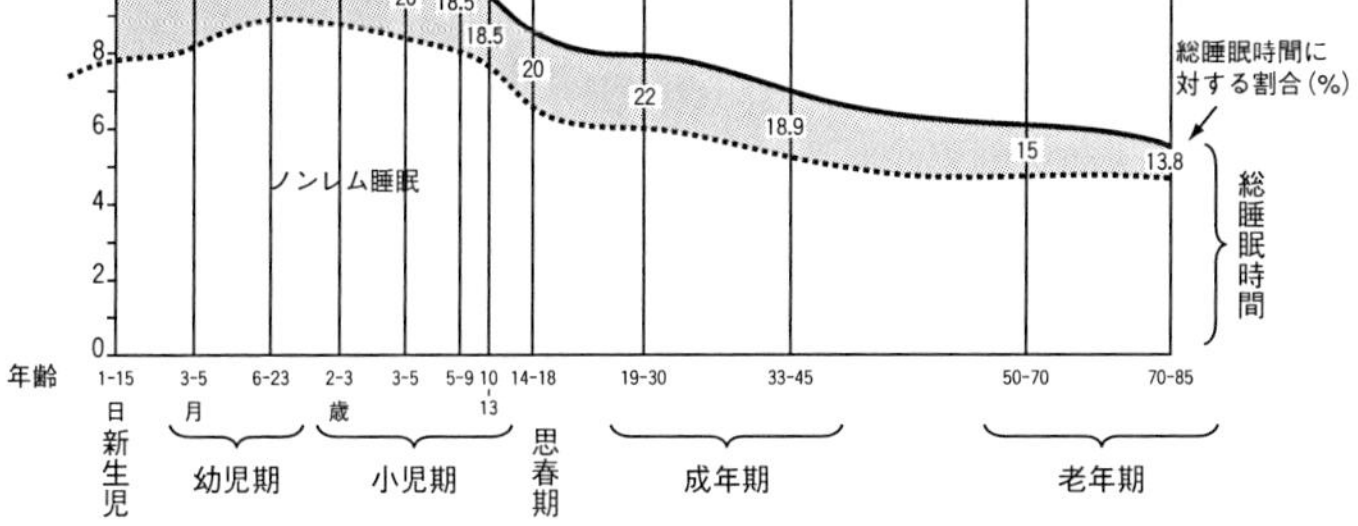

図 5-3　総睡眠時間と，レム睡眠が睡眠時間に占める割合の加齢による変化 (Roffwarg HP, et al., 1966 を改変)

表5－1　日本の子どもたちの睡眠時間（全国養護教員会調べ，2007／神山，2005／竹内，1971より）

	生後1歳前後	3歳	6歳	3～6歳	11歳（小5）	14歳（中2）	17歳（高2）
1937年		11.3	10.8				
1965年					9.4	8.6	7.8
1966年	12.3						
1970年		10.7	10.1				
1981年					8.9		
1985年	12.9						
1992-94年	10.9						
1995年				9.6～10.3			
2000年				9.4～10.1			
2004年	9.6	9.6					
2005年					8.4	7.2	6.5

◎昼寝の習慣と文化の関係

昼寝の年齢変化も見ましょう。図5-1からもわかるように、生後3～4カ月以降になると、昼間の眠りは夜間に比べ明らかに減り、しだいに付加的な短時間睡眠である〝昼寝〟となります。昼寝が午前・午後各1回になる時期は日本では生後8カ月ごろ、アメリカでは生後9～12カ月、昼寝が午後1回になるのは日本では1歳2カ月以降、アメリカでは15～24カ月との報告があります。私の調査でも、1歳6カ月児の96％、3歳児の46％が毎日昼寝をしていました。ただし昼寝をまったくしない1歳6カ月児もおり、3歳児では10％が昼寝をまったくしていませんでした。5～6歳ごろからは昼寝をしなくなる場合も多くなります。しかし昼寝はまた文化的な影響も受け、昼寝を容認している地域では昼寝の習慣は生涯続きます。

◎「午後2時」の生理的眠気への対処法

図5-4は、寝入るまでの時間（入眠潜時）を2時間ごとに計測した結果です。午後11時半から午前8時までは、2時間ごとに15分間起こして計測しています。1日に2回入眠潜時が短くなる時間帯、すなわちすぐに寝入ってしまう時間帯のあることがわかります。従来の研究結果も合わせ考えると、ヒトには覚醒度が低くなる時間帯が2つ、午前・午後とも2～6時の間にあることがわかります。逆に言えば、これ以外の時間帯、とくに午前10～12時はヒトの覚醒度がもっとも高くあってしかるべき時間帯と言えます。そして昼寝をとる時間帯（午後2時前後）は、図からもわかるように、明け方とともにヒトの眠気が生理的に強くなる時間帯で、交通事故、作業ミスの頻度が高まる時間帯でもあります。昼寝は合理的な生存戦略ともいえます。

実際短時間の眠りが、その後の作業能率を高めることは実証されています。ただし30分以上寝てしまうと深いノンレム

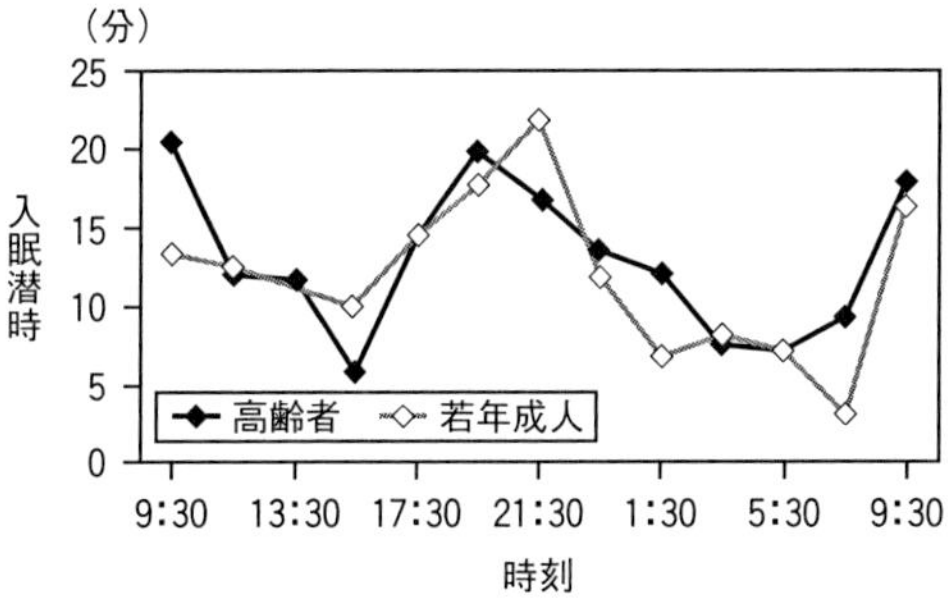

図5-4　寝入るまでの時間（入眠潜時）の時刻による違い（Roehrs T, et al., 2005）

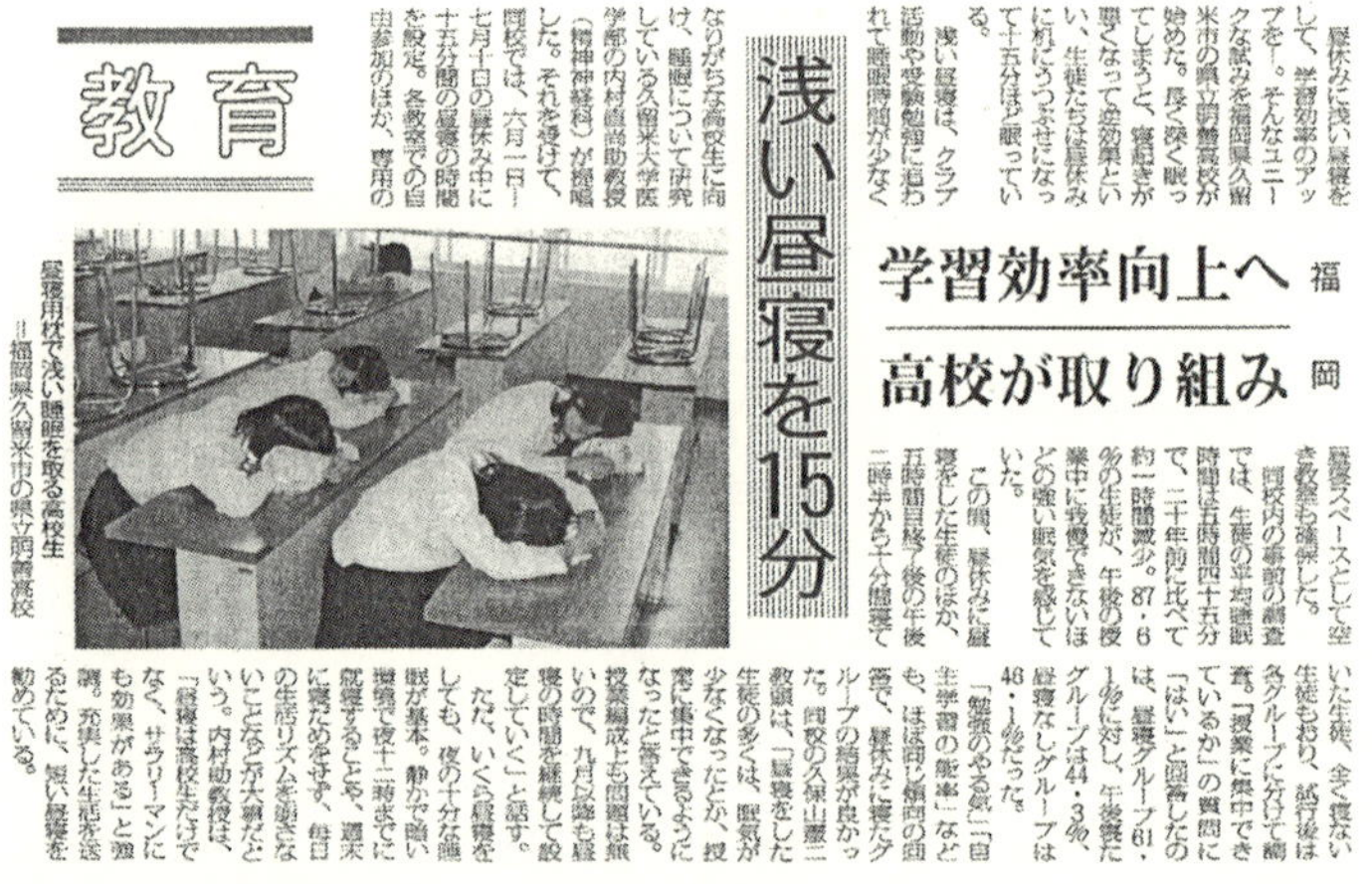

教育

浅い昼寝を15分

学習効率向上へ　高校が取り組み　福岡

昼休みに浅い昼寝をして、学習効率のアップを―。そんなユニークな試みを福岡県久留米市の県立明善高校が始めた。長く深く眠ってしまうと、寝起きが悪くなって逆効果といい、生徒たちは昼休みに机にうつぶせになって十五分ほど眠っている。

浅い昼寝は、クラブ活動や受験勉強に追われて睡眠時間が少なくなりがちな高校生に向け、睡眠について研究している久留米大学医学部の内村直尚助教授（精神神経科）が提唱した。それを受けて、同校では、六月一日―七月十日の昼休み中に十五分間の昼寝の時間を設定。各教室での自由参加のほか、専用の昼寝スペースとして空き教室も確保した。

同校内の事前の調査では、生徒の平均睡眠時間は五時間四十五分で、二十年前に比べて約一時間減少。87・6%の生徒が、午後の授業中に我慢できないほどの強い眠気を感じていた。

この間、昼休みに昼寝をした生徒のほか、五時間目終了後の午後二時半から十分間寝ていた生徒、全く寝ない生徒もおり、試行後は各グループに分けて調査。「授業に集中できているか」の質問に「はい」と回答したのは、昼寝グループ61・1%に対し、午後寝たグループは44・3%、昼寝なしグループは48・1%だった。

「勉強のやる気」「自主学習の能率」などでも、ほぼ同じ傾向の回答で、昼休みに寝たグループの結果が良かった。同校の久保山蔵二教頭は、「昼寝をした生徒の多くは、眠気が少なくなったとか、授業に集中できるようになったと答えている。授業編成上も問題は無いので、九月以降も昼寝の時間を継続して設定していく」と話す。

ただ、いくら昼寝をしても、夜の十分な睡眠が基本。静かで暗い環境で夜十二時までに就寝することや、週末に寝だめをせず、毎日の生活リズムを崩さないことなどが大事だという。内村助教授は、「昼寝は高校生だけでなく、サラリーマンにも効果がある」と強調。充実した生活を送るために、短い昼寝を勧めている。

昼寝用枕で浅い睡眠を取る高校生＝福岡県久留米市の県立明善高校

図5－5　昼寝を取り入れ成功した高校（「デーリー東北」2005年9月11日，時事通信配信記事）

睡眠にまで入ってしまい、目覚めたあともしばらくボーとなってしまうようです。30分以内の昼寝を習慣的にとる人はアルツハイマー病にかかる危険が低く、30分の昼寝には単なる休憩とは異なり血圧を下げる効果もあり、意欲的な高齢者は、意欲の低い高齢者よりも昼寝を習慣にしている方が多いのだそうです。午後眠気に襲われたならば、眠気撃退法などを考えたりせずに、積極的にうたた寝をすることをおすすめします。ただしあくまでうたた寝です。布団を敷いてしっかり寝るのでなく、机にうつぶしてのうたた寝がおすすめです。

広島大学名誉教授堀忠雄博士おすすめの昼寝のとり方は、午後2時にお茶つきのおやつを10分ほどでとり、その後20分程度うたた寝をするというものです。ここでのポイントは、お茶に含まれるカフェインの効果発現までには「お茶」を飲んだあと約15～30分かかるという点です。カフェインが効きだすころに昼寝を切り上げるわけです。これでその後の作業能率の向上が期待できるのだそうです。なお、昼寝を取り入れることで授業に集中できる生徒の割合を増やした高校も登場してきています（図5-5）。

この章のメッセージ　**昼寝はおすすめ**

第6章　寝さえすればいつ寝てもいい？——ポイントは光と規則性

課題　あなたは朝型？　夜型？

◎夜型人間の問題は世界共通

前章では寝不足の問題点をあげましたが、では寝さえすれば、いつ寝てもいいのでしょうか？　ヒバリとフクロウの話を聞いたことがありますか？　ヒバリは朝からさえずります。そこで夜はすぐに眠くなって、朝は早起きのヒトのことをヒバリ型と言います。フクロウは夜行性です。そこで夜になると目が冴え、朝は苦手なヒトのことをフクロウ型と言います。ヒバリ型が朝型、フクロウ型が夜型というわけです。朝型、夜型に明確な定義はありませんが、専用の質問紙に答える形でおよその分類ができます。最近この質問紙を用いて朝型夜型を判断し、行動上の諸問題との関連が検討されています。

表6-1を見てください。イタリアの6631人の高校生（14～18歳）で行われた調査では、7

表6－1　夜型生活の弊害

報告者（報告年）	対象	夜型では…
Giannotti ら（2002）	イタリアの高校生 6631人	注意力が悪く、成績が悪く、イライラしやすい。
Wolfson ら（2003）	アメリカの中学生から大学生	夜ふかし朝寝坊で学力低下。
原田（2004）	高知の中学生 613人	「落ち込む」と「イライラ」の頻度が高まる。
Gau ら（2004）	台湾の4－8年生 1572人	moodiness（気難しさ、むら気、不機嫌）との関連が男子で強い。
Caci ら（2005）	フランスの学生 552人	度合いが高いほど衝動性が強い。
Gau ら（2007）	台湾の12，13歳 1332人	行動上・感情面での問題点が多く、自殺企図、薬物依存も多い。
Susman ら（2007）	アメリカの8-13歳 111人	男児で反社会的行動、規則違反、注意に関する問題、行為障害と関連し、女児は攻撃性と関連する。

42名が夜型、1005名が朝型に分類され、夜型の高校生は朝型の高校生よりも昼間に眠く、注意力に問題があり、成績が悪く、イライラしやすい、ということがわかりました。アメリカでは夜ふかし朝寝坊では学力が低下することも、中学生から大学生に関する調査で報告されています。日本では、夜型傾向の度合いが強まるほど、怒るとイライラの項目の頻度が増し、中学生では就床時刻が遅くなるほど、落ち込む、イライラ、の項目の頻度が高まることが報告されています。台湾の4～8年生の男児で、夜型の度合いと不機嫌との相関が高いことが、フランスの学生では夜型の度合いが高いほど衝動性が高いことが、また台湾では12～13歳での調査で夜型の生徒は朝型や中間型の生徒よりも、行動上あるいは感情面での問題点を多く抱え、自殺企図、薬物依存も多いことが報告されています。

アメリカの8～13歳児で、夜型が男児では反社会的行動、規則違反、注意に関する問題、行為障害と関連し、女児では攻撃性と関連することも報告されています。夜型はやっかいな問題点との関連がありそうです。

◎4～6歳児の睡眠習慣と行動との関係

私も4～6歳児で睡眠習慣と行動との関係を調べ、就床時刻や起床時刻が遅く、かつ不規則的であるほど子どもに問題行動が生ずる可能性が高い、という結果を得ました。ちょっと詳しく紹介します。

次の条件に該当する4～6歳の子で、睡眠習慣と小児の行動との関係を検討しました。

A群：B群の条件には1つもあてはまらない子。

B群：①21時以降に外出することが週2回以上ある

②布団に入るのが23時以降になることが週4日以上ある

③外出先からの帰宅が21時以降になることが週3日以上ある

のいずれか1つ以上にあてはまる子です。

調査では、子の睡眠日誌（2週間）、子どもと保護者に関するアンケート、小児の行動チェックリスト（CBCL :Child Behavior Check List）日本語版／4～18歳用の記載を依頼しました。

CBCLは小児の行動面の問題を評価する国際的で標準的な方法で、113項目の質問からなっています。保護者は各質問に、3つの選択肢（0＝あてはまらない、1＝ややまたはときどきあてはまる、2＝よくあてはまる）から1つを選んで回答します。その回答から8つの症状群尺度（Ⅰひきこもり、Ⅱ身体的訴え、Ⅲ不安／抑うつ、Ⅳ社会性の問題、Ⅴ思考の問題、Ⅵ注意の問題、Ⅶ非行的行動、Ⅷ攻撃的行動）と内向尺度（Ⅰ＋Ⅱ＋Ⅲ）、外向尺度（Ⅶ＋Ⅷ）、総得点の計11の指標の得点を算出します。得点が高いほど、その指標に問題のある可能性が高いと考えられます。また各指標は得点から臨床域、境界域、正常域の3つに臨床分類されます。

就床・起床時刻（日誌に記入された時刻）、夜間睡眠時間（就床時刻と起床時刻から算出）、昼寝時間（日誌に記入された時間）、総睡眠時間（昼寝と夜間睡眠時間の和）、起床・就床時刻の変動幅（2週間内で最も早い時刻と最も遅い時刻の差）を検討しました。

A、B群、各70名のうち、脱落者3名、CBCLの回答不備2名を除き、A群67名、B群68名を解析しました。A、B両群間に、年齢および男女の構成、幼稚園および保育園への通園状況、兄弟の有無、兄弟に占める兄あるいは姉の比率、母親の年齢および就労状況、居住形態に有意な差はありませんでした。

B群はA群に比べ、起床、就床時刻が有意に遅く、夜間睡眠時間および総睡眠時間は有意に短く、起床・就床時刻の変動幅が有意に大きいことがわかりました（表6-2）。

B群はA群に比べ、ひきこもり、不安／抑うつ、攻撃的行動の尺度で、得点が有意に高値でした。ただし臨床分類に両群間で有意な差はありませんでした。

表６−２　ＡＢ両群の睡眠習慣の違い（Yokomaku A, et al., 2008）
注：有意差ｐ＜0.01とは，両者の差が偶然である確率が１パーセント以下であること。

	Ａ群	Ｂ群	有意差
昼寝時間	21±27分	45±39分	p<0.01
夜間睡眠時間	10:22±32	9:02±44	p<0.01
総睡眠時間	10:43±35	9:46±46	p<0.01
起床時刻	7:08±24	7:51±40	p<0.01
就床時刻	20:46±28	22:51±39	p<0.01
起床時刻の変動幅	1:19±39	1:58±53	p<0.01
就床時刻の変動幅	1:31±61	2:40±77	p<0.01

平均±標準偏差

次に得点を計算した11の指標（8つの症状群尺度、内向尺度、外向尺度、総得点）と7項目の睡眠習慣（起床時刻、就床時刻、昼寝時間、夜間睡眠時間、総睡眠時間、起床時刻の変動幅、就床時刻の変動幅）との相関係数を検討しました。有意に高い相関は、18の組み合わせで認められ、いずれも正の相関（起床時刻・就床時刻が早く変動幅が小さいほど、各指標の得点が小さくなる）でしたが、睡眠時間との間に高い相関を示す指標はありませんでした。

最後に極端な睡眠習慣を呈するグループ間で、11の指標ごとに臨床分類を比較しました。Ａ、Ｂ両群を合わせた135名で、各睡眠習慣（起床時刻、就床時刻、昼寝時間、夜間睡眠時間、総睡眠時間、起床時刻の変動幅、就床時刻の変動幅）の分布の両極端、すなわち25パーセンタイル以下と75パーセンタイル以上の子を極端な睡眠習慣を呈する子のグループとしました。その結果、起床時刻での総得点、就床時刻変動幅での非行的行動、内向尺度、総得点で、起床時刻が早く、変動幅が小さい群に、正常域が多く、臨床域が

表6−3　極端な睡眠習慣間で，正常域，境界域，臨床域の各領域に分布する人数分布に有意な差のあった項目と実際の人数（Yokomaku A, et al., 2008）

指標	極端な睡眠習慣	正常域	境界域	臨床域	有意差
総得点	早起き vs 遅起き	29人 20	0人 2	2人 7	$p<0.05$
非行的行動	就床時刻変動幅小 vs 就床時刻変動幅大	39 25	0 6	0 0	$p<0.01$
内向尺度	就床時刻変動幅小 vs 就床時刻変動幅大	38 23	0 1	1 7	$p<0.05$
総得点	就床時刻変動幅小 vs 就床時刻変動幅大	37 22	1 0	1 9	$p<0.01$

少ない方向での有意差のある分布差異を認めました（表6−3）。

以上の結果は4つにまとまります。

1　睡眠時間は得点にも臨床分類にも影響しない。

2　B群でA群に比べて得点が有意に高い指標がある。

3　起床時刻と就床時刻が遅くなるにつれ、また起床時刻と就床時刻の変動幅が大きくなるにつれ、総得点が増す。

4　総得点の臨床分類では、起床時刻が早く、就床時刻の変動幅が小さい場合に、正常域を多く認める。

すなわち、4〜6歳児で睡眠習慣と行動との関連を検討し、起床時刻、就床時刻が早く、その変動幅が小さいほど、問題行動が少ないことがわかった、というわけです。なお起床時刻、就床時刻の変動幅が小さい、ということは、睡眠覚醒リズムの規則性が高いととらえることが可能で、今回の結果は『「規則正しく、早く起き、早く寝る」ことが、小児の問題行動減少に寄与する可能性がある』、と総括できると考えました。

◎朝の光が脳に与える影響その1——生体時計の調整

ピッツバーグ大学の研究グループによると、生活リズムの規則性は朝型のほうが高いこと、および概日《がいじつ》リズム（おおよそ一日の周期で変化するリズム）がよりよく機能することと眠りに関する問題点（悩み）の少なさとに関連があること、が結論されています。朝型で規則的な生活を送ることで、ヒトは機能的に行動できそうなのです。

ではなぜ朝型という生活習慣がヒトという動物にとっては有利なのでしょうか？　実は朝の光は脳に望ましい効果を与えるのですが、夜の光は脳に望ましくない効果を与えることが最近わかってきています。つまり朝型では朝の光を浴び、夜には光を浴びませんが、夜型では、夜に光を浴びる一方、朝の光を浴び損ねてしまいます。ですから、朝型のほうがヒトという動物にとっては望ましい生活習慣のようなのです。

では光の脳に与える影響についてまとめることにしましょう。

まず朝の光ですが、大きく分けて2つの働きを指摘しておきます。

1　生体時計の周期を短くして地球時刻に合わせる働き
2　セロトニンの働きを高める作用

まず生体時計の周期を短くして地球時刻に合わせる働きについてですが、生体時計の説明から入りましょう。

レースのスタートラインに並ぶと胸がドキドキしますね。そのとき皆さんは、心臓に動けと命令していますか？　そんな命令は出さなくとも、レースのスタートラインに並ぶと胸がドキドキし、走り出せば鼓動は早まります。このような変化は、自律神経がそのときの状態を調べて、自律的に働いているから起きるのです。そして自律神経には昼間に働く交感神経と、夜に働く副交感神経とがあります。交感神経がさかんに働いている昼間には、血液は脳や筋肉に多く行き渡り、考えごとや運動に適した状態を作っています。夜になって副交感神経がさかんに働くと、血液は消化管に多く行き渡り、消化吸収がさかんに行われます。また眠気をもたらして、細胞がさびるのを防ぐ働きのあるメラトニンは、朝目が覚めて14～16時間たって夜暗くなると出てきますし、成長ホルモンは夜寝入って最初の深い眠りに一致して多量に分泌され、ヒトがストレスに立ち向かうときには出てくれないと困るコルチコステロイドは朝たくさん出てくれます。

このように、ヒトの身体は24時間、いつも同じように動いているわけではないのです。もちろんこれら以外にも、女性の月経周期のような、約4週間の周期や、明け方と午後に眠気が強くなると

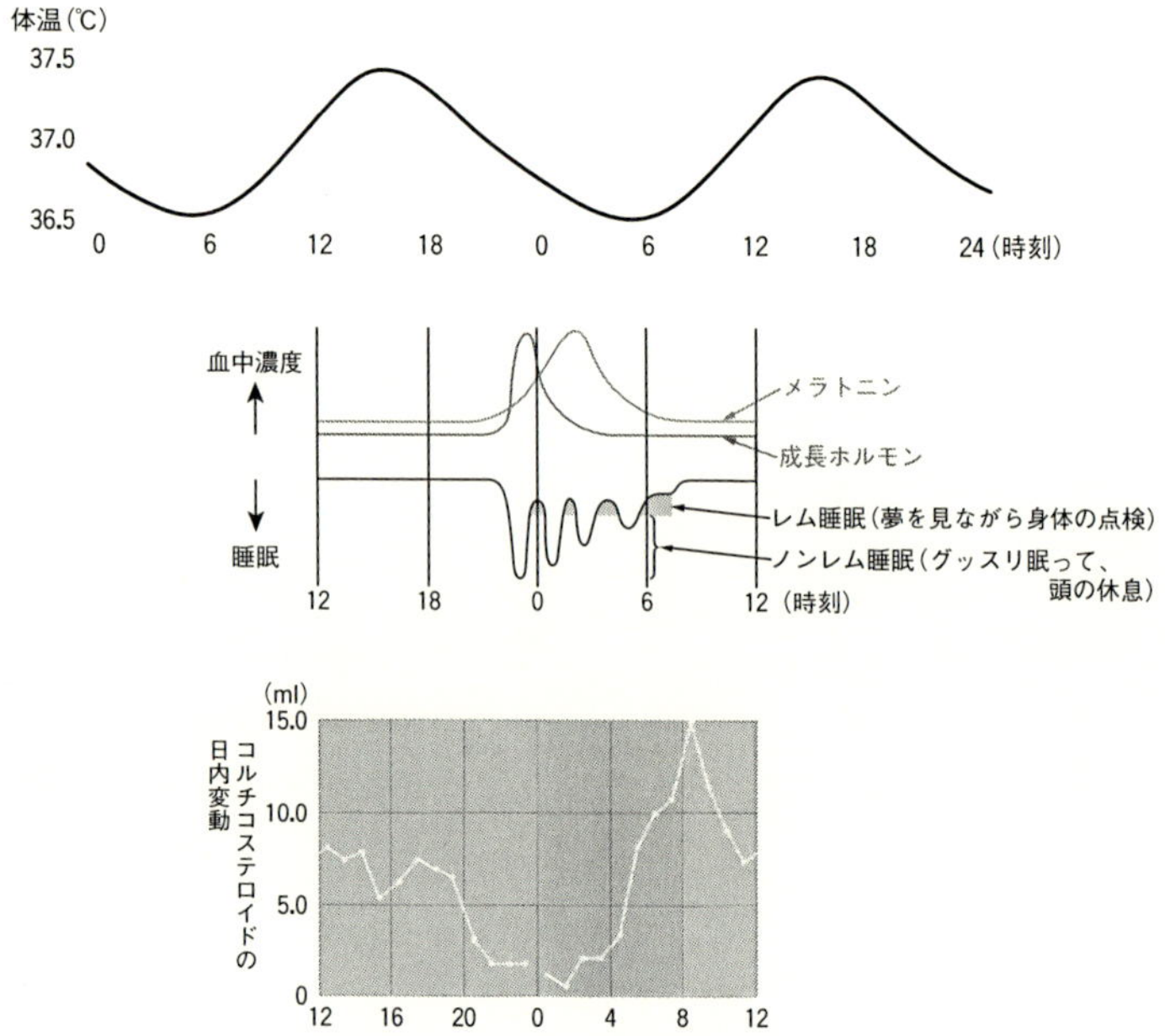

図6－1　さまざまな概日リズム（睡眠覚醒，体温，ホルモン）の相互関係

朝の光で，周期24.5時間の生体時計は毎日周期24時間にリセットされる。
コルチコステロイドは，朝高く，夕方には低くなるホルモン。

いう半日の周期もありますが、ここで例に挙げた現象はおおよそ1日の周期で変化しているので、概日リズム（図6-1）を呈している、という言い方をします。そして概日リズムの周期は脳の中の視《し》交叉上核《こうさじょうかく》（図6-2）という、目と目の間のちょうど真ん中で、両側のこめかみを結んだあたりの場所にある生体時計が作り出していることがわかっています。ですから生体時計の性質について知ることが、元気に気持ちよく生きていくためにはとても大切です。

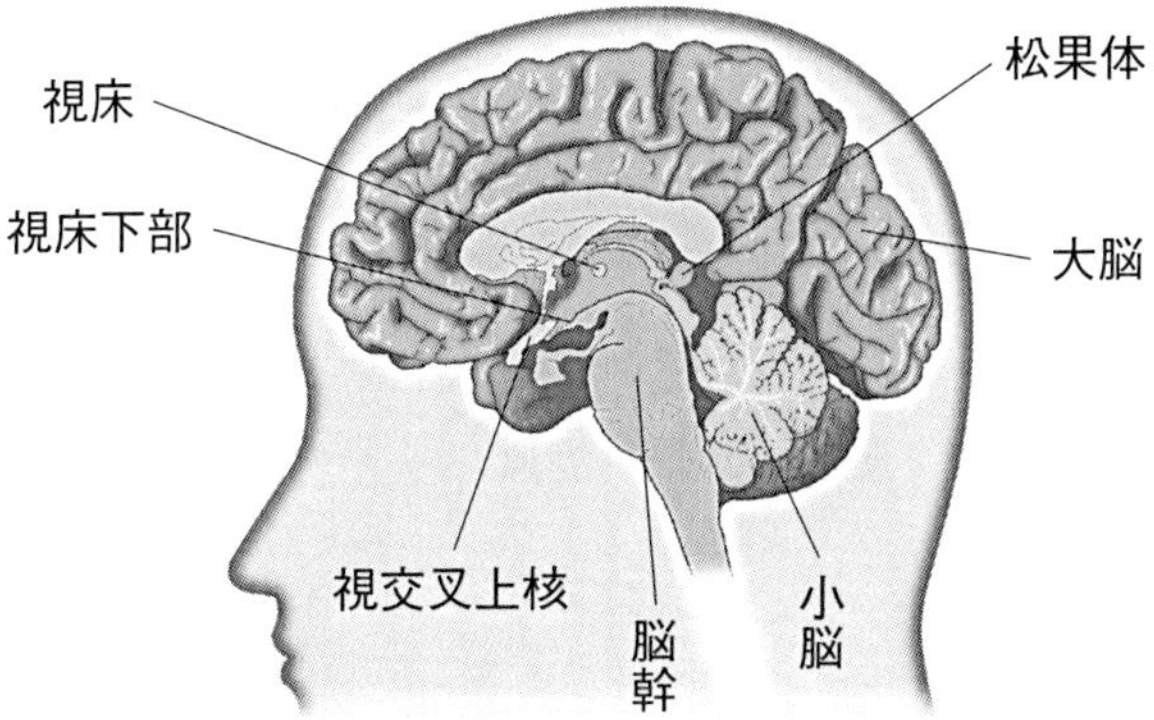

図6－2　生体時計は視交叉上核に存在する

視交叉上核は，睡眠と覚醒，体温，ホルモンの分泌リズムといった生体リズムの発信地。毎朝，太陽の光を視覚で認識することによって，生体リズムを１日24時間に調整している。松果体からは，夜になるとメラトニンが分泌される。その結果，メラトニンの血中濃度が高くなり，眠くなる。

生体時計の性質について3つにまとめます。

1　地球の1日は24時間だが、生体時計の1日は大多数の人では24時間よりも少し長い。

2　地球の時刻と生体時計の時刻とのあいだにもともとあるズレを直すには、生体時計の1日を短くする必要があり、これは朝の光を浴びることで適う。

3　夜に光を浴びると夜なのに明るいので生体時計が昼間と勘違いし、生体時計の1日がさらに延びて、もともとある地球時刻とのズレがさらに大きくなる。

そして地球の時刻と生体時計の時刻とがズレると、時差ボケ状態となり、心身の調子が悪くなってしまうのです。つまり朝の光を浴び、夜に光を浴びないという生活習慣であれば、時差ボケ状態がもたらされないわけで、これが望ましい生活習慣、というわけです。

◎朝の光が脳に与える影響その2――セロトニンの働きを高める

次に朝の光とセロトニンとの関係です。まずセロトニンですが、これは脳内の神経活動の微妙なバランスの維持に重要な神経伝達物質です。ラットの飼育ケージ内にマウスを入れると、ラットはマウスを殺して食べてしまうことがあります。このような行動はセロトニン神経系の障害があるとよく起こることがわかっていて、セロトニンを補うことでこのような行動が抑制されることも知られています。ベルベットモンキーにセロトニンを高める作用のある薬を与えると、毛づくろいなど他の仲間との交流がさかんになるのですが、一方セロトニンの働きを弱める薬を与えると仲間との交流が減り、攻撃的な行動が増えることが報告されています。

また対人関係や共感性、さらには社会性に重要な神経回路の働きは、セロトニン神経系の活性が高まることで、きちんと機能することも知られています。つまりセロトニン神経系の活性が高まると、対人関係や共感性、さらには社会性が養われる可能性があるのです。種々の動物実験で、セロトニン系の活性の低下と攻撃性や衝動性の高まりや社会性の低下との関連が指摘されていますし、ヒトでも攻撃性や衝動性、自殺企図を特徴とする病名として、低セロトニン症候群という名称を使う研究者もいます。セロトニンの働きを高める薬は、うつ病の治療薬としても広く使われています。

そしてセロトニンの働きは、リズミカルな筋肉運動（歩行、咀嚼、呼吸）と朝の光とで高まります。

◎夜の光がもたらす危険

次に、夜の光のとんでもなさについてまとめます。１８７９年10月21日、エジソンが白熱電球をはじめて灯しました。そこで10月21日は「あかりの日」となっています。当時の人々はこれで人類は24時間いつでも活動できると、素直に喜んだにちがいありません。しかし最近、夜の光がヒトに与える悪影響が次々と明らかになってきています。３つあります。

ひとつはすでに説明した、生体時計の周期を遅らせてしまう、という働きです。生体時計の１日がさらに延びてしまうと、もともとある地球時刻とのズレがさらに大きくなってしまうのです。そして地球の時刻と生体時計の時刻とがズレると、時差ボケ状態となり、心身の調子が悪くなってしまうのです。２つ目は、メラトニンの分泌抑制です。メラトニンには抗酸化作用、リズム調整作用、眠気をもたらす作用、性的成熟の抑制作用があります。メラトニンは夜間暗くなると分泌されますが、夜でも明るいと分泌が抑制されてしまいます。３番目の悪影響は、夜間の受光による生体時計の機能停止という、最近の知見です。ある時間帯にかなり強い光を与える必要はありますが、本来暗い夜に光を当てることで、生体時計の働きが止まってしまうということがわかってきているのです。

以上、朝に光を浴びて、夜には暗い場所で過ごす朝型の生活習慣がヒトという動物にとっては望

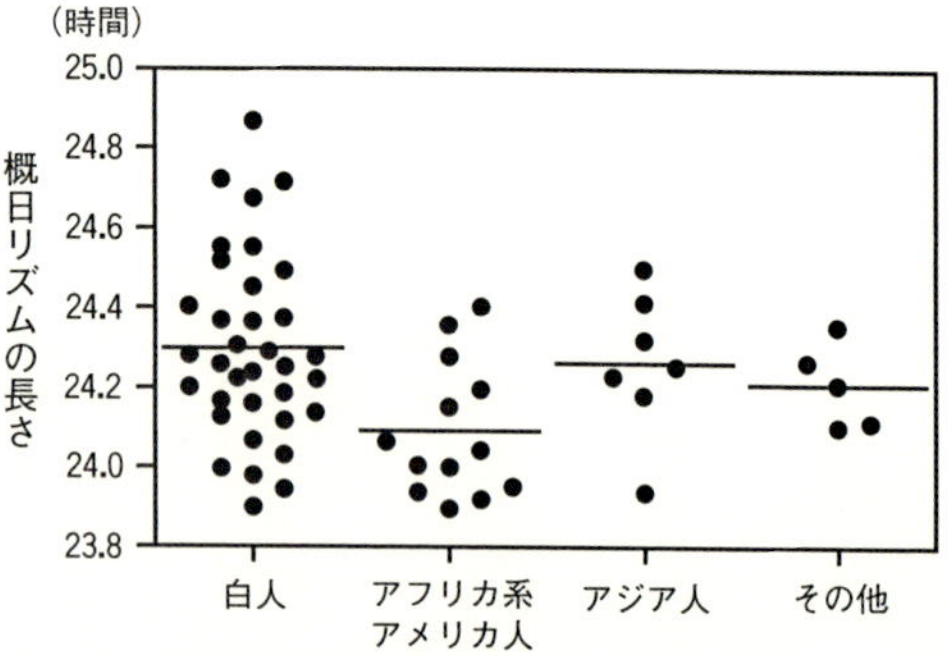

図6－3　人種による概日リズムの長さの違い
（Smith MR, et al., 2009）

ましいらしい、ことを支持する知見を紹介してきました。なお夜型のほうが有利なことについても報告されています。夜型の人のほうが時差ボケに強いことがわかっています。これについては、第11章で詳しく説明します。

◎生体時計と地球時刻のズレはなぜ生じたか？

なお最近生体時計の周期に関する興味ある研究結果が発表されました。生体時計の周期には人種差があり、白人のほうがアフリカ系アメリカ人よりも生体時計の周期が長い（図6-3）、という結果です。でもそもそも、なぜ生体時計の周期は24時間ピッタリではないのでしょうか？

その理由はまだ解明されていませんが、多少想像力をたくましくして考えてみます。ヒトの生体時計の周期は地球時刻の周期とズレているので、無意識のうちにヒトは毎日自分の生体時計と地球時刻との間にあるズレを、朝の光を利用して同調させています。もしも生体時計の周期が地球時刻と同じ24時間である生物がいたならば、その生物は生体時計と地球時刻とにズレがないわけで、ズレを同調させる必要はなくなります。すると生体時計と地球時刻のズレを同調させる特殊な仕組みが使われる機会は少なくなります。そして毎日使う必要のない仕組みは当然使われなくなってしまうでしょう。そのような安定した状態であった生物に、仮に何らかの異変が生じて、体内のリズムの相互関係に異常が生じたらどうなるでしょうか。当然ながら、体内のリズムのズレを修正することができません。その結果、生きていくことが難しくなってしまうのではないでしょうか。現在のヒトのように、生体時計の周期が地球時刻と多少ズレのある生物は、毎日朝の光による同調という微調整機能を働かせることができ、この微調整が生体維持のうえからは非常に重要な意味をもつのではないでしょうか。生体時計の周期が地球時刻と同じ24時間である生物は、自然淘汰されたのではないでしょうか。

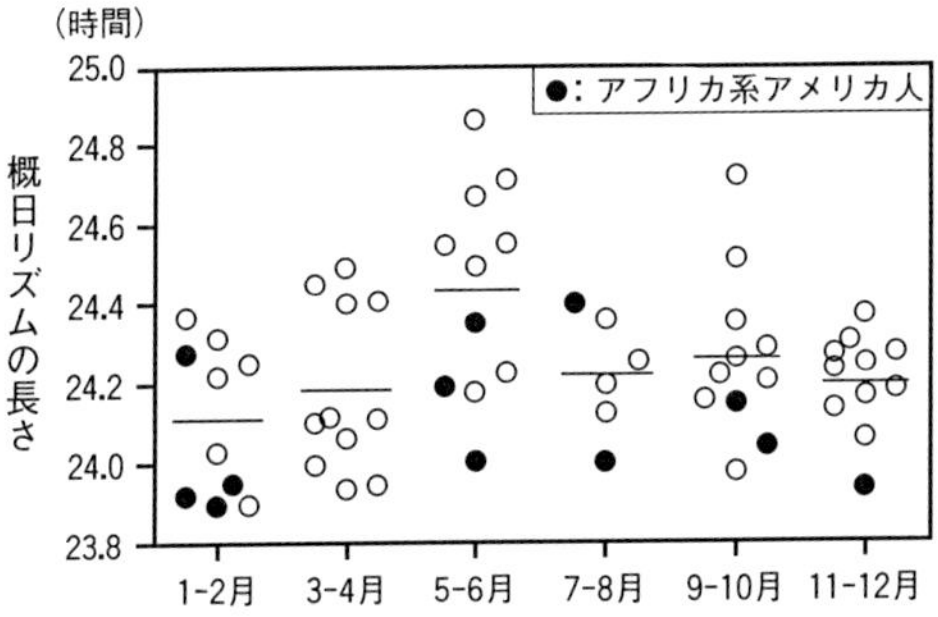

図6－4　季節による概日リズムの長さの違い
（Smith MR, et al., 2009）

さて、生体時計の周期の人種差の話に戻りましょう。赤道近くで長いこと生活するうちに、日照時間の変化が少ないがために、生体時計の周期がアフリカ系の人々では24時間に近づき、一方日照時間の変化が大きい高緯度で生活している白人の人々では生体時計の周期の24時間からのズレが大きくなり、より変動に適応しやすくなった可能性はど

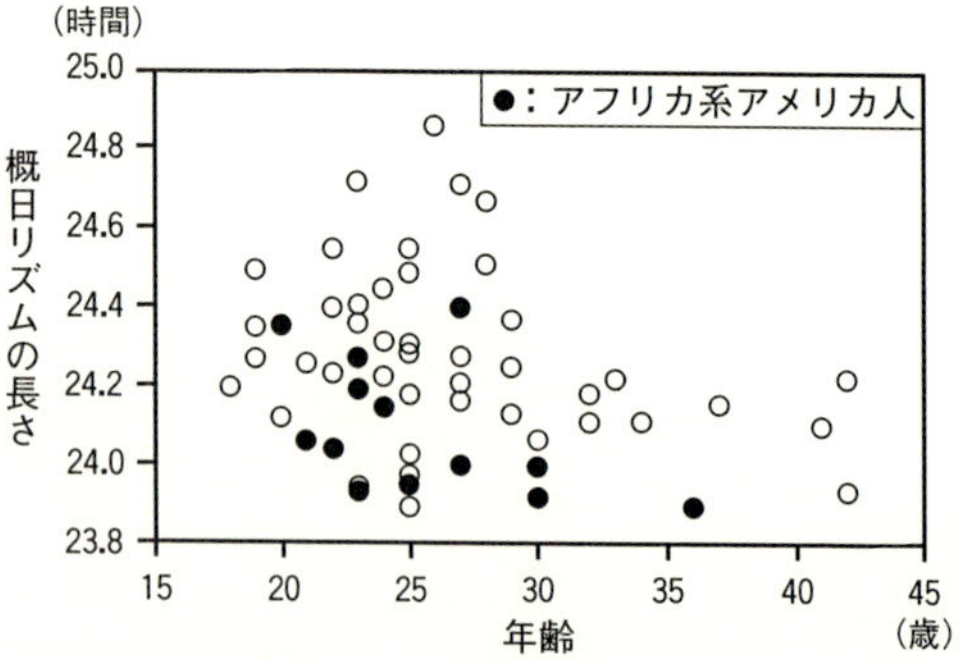

図6－5　年齢による概日リズムの長さの違い
(Smith MR, et al., 2009)

うでしょうか。これまた想像の産物です。なお同じ研究では調べた季節や年齢によっても生体時計の周期には違いがあり、5～6月には長くなり（図6－4）、30歳以前のほうが長い（図6－5）、という結果でした。ただし同じ方でさまざまな季節で調べたり、同じ方で何度も年齢を追って調べた結果ではありません。結果解釈には注意が必要でしょう。

この章のメッセージ
ヒトは昼行性の動物

第7章　眠気をもたらす物質──暗くなると出てくるメラトニンの役割

❖課題　あなたが眠くなるのはどんなとき？

◎100年前に発見されていた「睡眠物質」

第3章で、睡眠中枢と覚醒中枢について学びました。また前の章では、視交叉上核《しこうさじょうかく》にある生体時計について学びました。今回は、ちょっと違う視点から脳と眠りを考えてみます。

眠りをもたらす物質、睡眠物質の話です。今から約100年前、日本の医学者石森國臣博士が「不眠動物の脳質中に証明し得たる催眠性物質＝睡眠の真因」という題の論文を発表しました。断眠、すなわち眠らせないでおいた犬の脳から取り出された物質を投与された犬は寝たが、ふつうに寝ていた犬の脳から取り出された物質を投与された犬は寝なかった、という研究です。睡眠欲求の高まった動物の体内には自然な眠りをもたらす物質、すなわち〝睡眠物質〟が蓄積し、その作用で睡眠がもたらされるという仮説を実証した研究と言えると思います。残念ながら化学構造など物質の正体を明らかにするには至りませんでしたが、睡眠物質の存在を示した貴重な実験と言えます。

じつは同じころフランスでも同様の実験が行われ、同じような結果を得ていました。まったく連絡をとっていなかった研究者が同じ時代に同じ研究を行い、同じような結果を得ていた、というわけです。なお蛇足ですが、石森博士の論文は日本語で発表されていました。そこで石森博士の業績は最近になるまであまり知られていませんでした。長い間、睡眠物質の研究はフランスに始まった、と理解されていたのです。ところが１９８９年に久保田競博士が石森博士の論文を英文で紹介してから、その業績が世界中に知られるようになりました。

化学構造も明確にされた最初の睡眠物質としては、１９７７年にウサギの脳の中の視床という場所を刺激して徐波睡眠を誘発し、その徐波睡眠中のウサギの血中から分離されたデルタ睡眠誘発ペプチド（ＤＳＩＰ：delta sleep-inducing peptide）があります。ただ当初の期待とは裏腹に、ＤＳＩＰが唯一無二の睡眠物質、というわけではないことも、その後の研究でわかってきています。

◎眠気をさますカフェイン、眠くなる風邪薬……

石森博士との直接のつながりはありませんが、わが国でも睡眠物質研究はさかんに行われ、井上昌次郎博士らが断眠ラットから睡眠促進物質を抽出、有効成分としてウリジンと酸化型グルタチオンを同定、早石修博士らはプロスタグランジンＤ２を同定しました。

プロスタグランジンＤ２が眠りをもたらす働きについては、睡眠中枢との関係もわかってきています（図7-1）。プロスタグランジンD2は前脳基底部という場所の脳を包んでいる膜（クモ膜）の細胞の受容体にくっつきます。受容体については第3章でも説明しましたが、神経伝達物質が神経細胞にくっつく場所のことで、神経伝達物質は、受容体にくっつくことで神経細胞に影響を与えるのでした。神経伝達物質ではなくともホルモンなども、ある細胞に影響を与えるときにはまずその細胞の受容体にくっつくことが必要です。プロスタグランジンD2がクモ膜細胞の受容体にくっつくことで、その局所のアデノシンという物質の濃度が高まります。その結果、前脳基底部近傍に広く分布するアデノシンA2A受容体発現神経細胞を活性化します。そしてこの細胞の活性化が睡眠中枢と考えられている腹側外側視《ふくそくがいそくし》索前野《さくぜんや》の働きを高めて眠りがもたらされる、というルートが確かめられています。なおツェツェバエによって媒介されるトリパノソーマ原虫の感染が原因のアフリカ睡眠病の患者さんでは、脳脊髄液中のプロスタグランジンD2濃度が上昇していることが知られています。眠気覚ましの効果があることがよく知られている物質にカフェインがありますが、カフェインはアデノシンA2A受容体をふさいでしまって、アデノシンA2A受容体発現神経細胞の活性化→腹側外側視索前野の活性化、

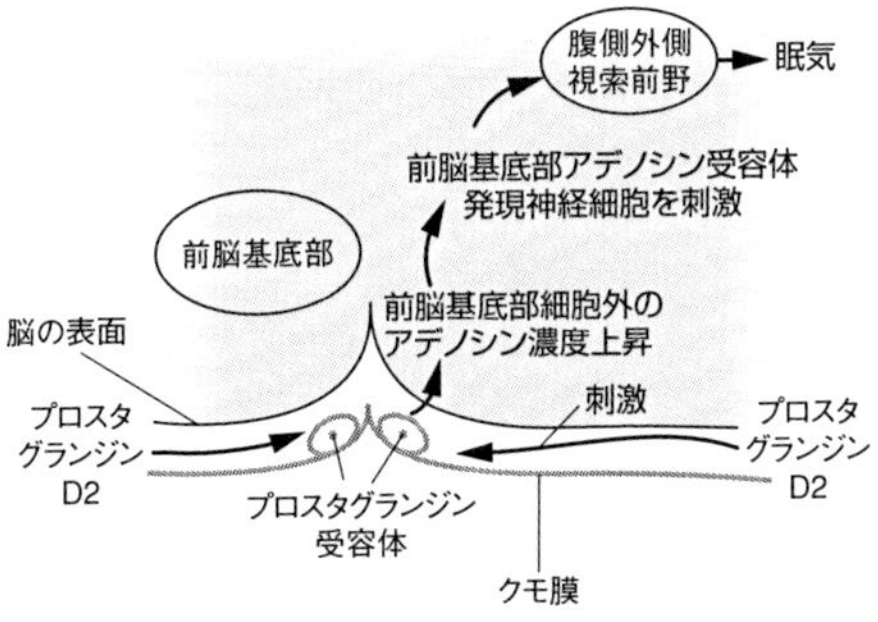

図7-1　プロスタグランジンD2が睡眠を誘発するしくみ

というルートが働かないようにしてしまうことで、眠くならなくするようです。

なお眠気をもたらす物質として、一昔前の風邪薬があります。風邪薬の成分の中の抗ヒスタミン剤に眠気をもたらす働きがあります。第3章で、覚醒中枢を担っている乳頭結節核《にゅうとうけっせつかく》の神経細胞はヒスタミンを神経伝達物質としてもっていると書きましたが、これはヒスタミンには覚醒作用がある、ということです。ですからヒスタミンの働きを抑える抗ヒスタミン剤には、覚醒を抑える作用、すなわち眠気をもたらす働きがあるというわけです。ではなぜ、抗ヒスタミン剤が風邪薬に用いられるのでしょうか。これはヒスタミンが刺激してその効果を表す受容体の中のH1受容体が刺激されると、血管が拡張し、アレルギーの際に認めるくしゃみや鼻水が現れるからで、このようなヒスタミンの働きを抑える抗ヒスタミン剤は、くしゃみや鼻水を抑えるのです。なお古くから用いられている抗ヒスタミン剤（第一世代の抗ヒスタミン剤）は容易に脳内に入り、乳頭結節核のH1受容体の働きを抑え、眠気をもたらしたのですが、最近開発されている第二世代の抗ヒスタミン剤は比較的脳に入りにくく、眠気という副作用も出現しにくいとされています。

なおプロスタグランジンD2の睡眠誘発効果を仲介していたアデノシンですが、実はアデノシンA1受容体の働きで乳頭結節核の活動を抑えてしまうことで、ヒスタミンの働きを抑え、眠気をもたらす働きにも一役買っているようなのです。

◎熱の出る睡眠物質「ムラミルペプチド」

眠らせないでおいたヤギの脳脊髄液から抽出されたムラミルペプチドも、睡眠物質と認められています。「脳脊髄液」という言葉はここではじめて出てきましたので説明しておきます。脳脊髄液とは脳の中で作られ、脳のまわりを巡っている液体です。非常に乱暴な言い方ですが、頭蓋骨や背骨（脊椎骨）の内側に張り巡らせてある膜の中に溜まっているのが脳脊髄液で、その中に浮かんでいる豆腐のようなものが脳、ということになります（図7-2）。そして脳の表面も膜でおおわれています。脳膜炎とか髄膜炎という病名を聞いたことがあるかもしれませんが、これは脳のまわりをおおっている膜に炎症が起きる病気です。炎症ですから、腫れて、熱をもちます。これは炎症のある場所に白血球が集まるからです。集まった白血球などが「膿」となります。ですから髄膜炎で脳のまわりをおおっている膜に炎症が起きると、脳脊髄液の中に膿（白血球など）が出てきます。ですから髄膜炎を疑うと、医者は脳脊髄液を調べます。どのようにして脳脊髄液を採取するかと言えば、背骨と背骨との隙間から針を射し込んでとります。そして脳脊髄液を顕微鏡で見て、白血球の数を数えます。脳脊髄液

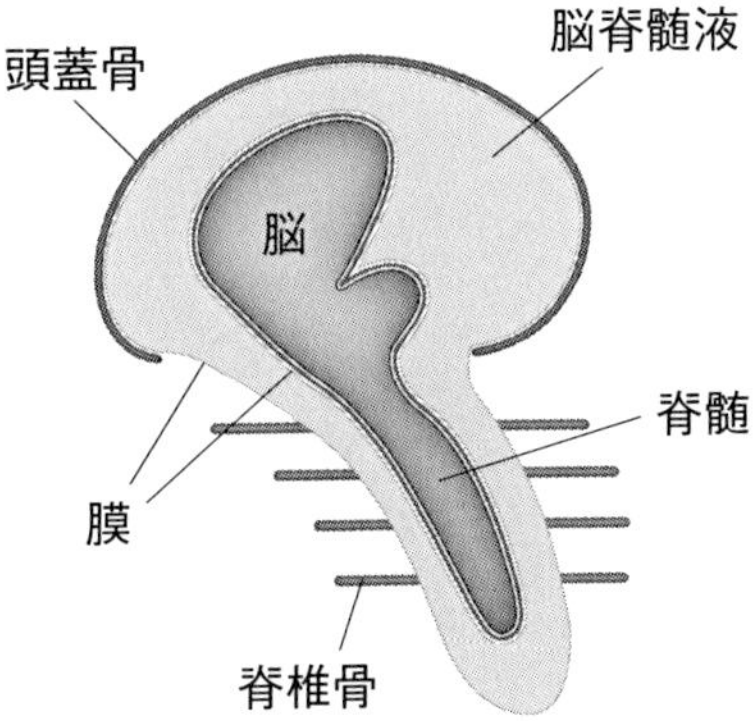

図7-2　脳・脊髄，脳膜，頭蓋骨・脊椎骨，脳脊髄液に関する模式図

の中にたくさんの白血球があると髄膜炎の可能性を強く考える、というわけです。

話を戻します。眠らせないでおいたヤギの脳脊髄液の中に、眠気をもたらす物質が見つかり、ムラミルペプチドと命名されたのです。ムラミルペプチドで特筆すべきは、その投与により徐波睡眠が誘発されると同時に、熱が出ることです。その後の検討で、生体が細菌やウイルスに感染すると、それらが体内で分解されて生じた物質、すなわち細菌ではムラミルペプチドや内毒素、またウイルスでは二重鎖ＲＮＡが、インターロイキン1β、インターフェロンα、腫瘍壊死因子α等のサイトカイン（細胞から分泌されるタンパク質）の産生を促進し、その結果発熱、食欲抑制に加え、徐波睡眠の増加、レム睡眠の減少がもたらされることがわかってきました。風邪をひいて熱が出ると、食欲がなくなって眠くなりますが、このことのメカニズムの説明ができるようになったわけです。

◎さまざまな睡眠物質

顆粒球・マクロファージコロニー刺激因子（ＧＭＣＳＦ）という物質は、ノンレム睡眠のみならずレム睡眠をも増しますが、発熱はともないません。この物質は妊娠時に増加するので妊婦の眠気にこの物質が関与している可能性が推測されています。なおＧＭＣＳＦのノンレム睡眠誘導作用のメカニズムについては、まだ十分に解明されているとは言えませんが、レム睡眠の発現を促す作用については、ソマトスタチンという物質の関与が考えられています。ソマトスタチンは成長ホルモン分泌を抑制する作用に加え、レム睡眠の発現を促すのですが、ＧＭＣＳＦがこのソマトスタチン

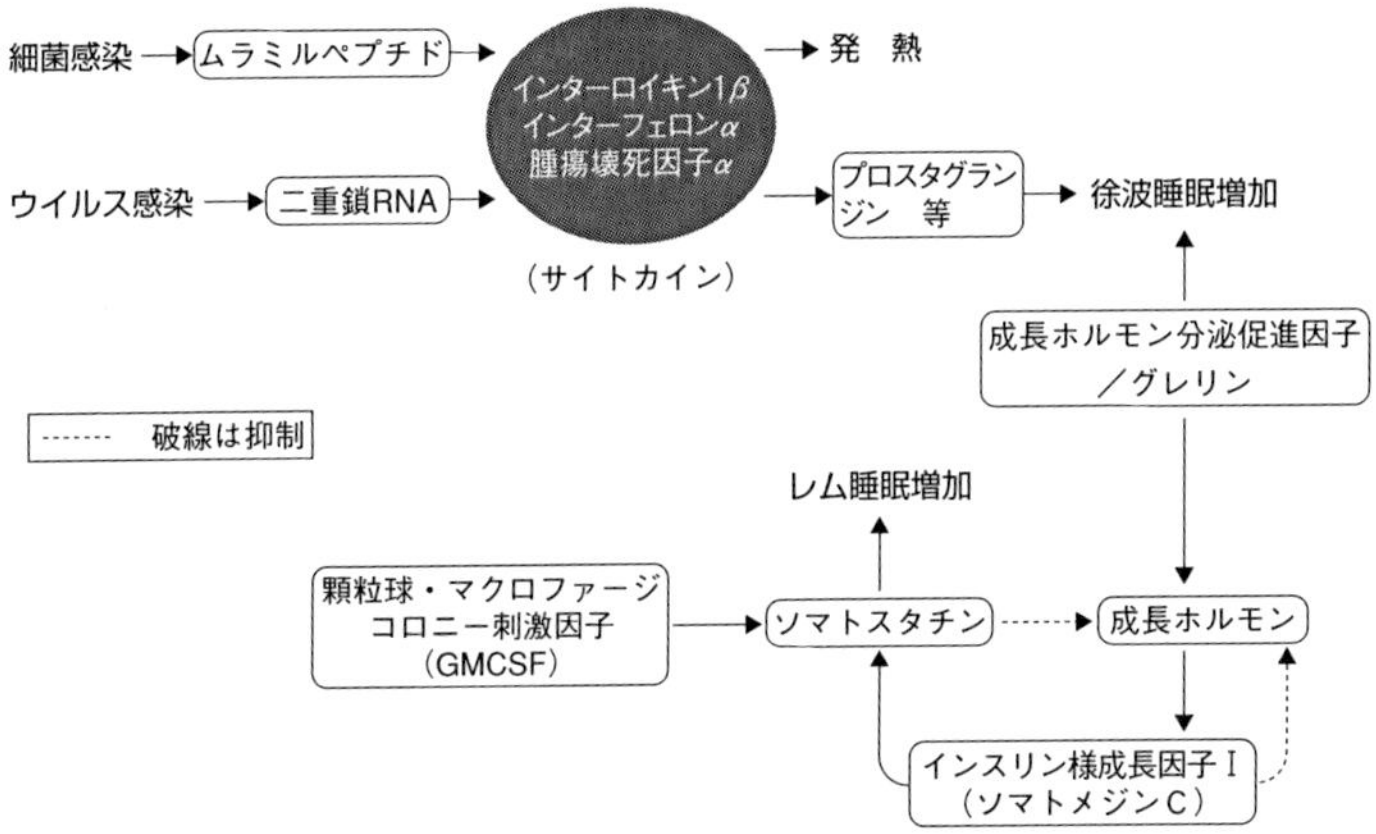

図7－3　サイトカイン，ホルモンと睡眠のネットワーク
サイトカインとは細胞から分泌されるタンパク質で，特定の細胞に特定の情報を伝達をする働きを担っている。多くの種類がある。

の分泌を高めることが知られているのです。つまりGMCSFがレム睡眠を誘導するのは、GMCSFによってソマトスタチンが増え、その結果のレム睡眠誘導、というルートが考えられているのです。なおソマトスタチンは成長ホルモンの作用を仲介するインスリン様成長因子Ⅰ（またはソマトメジンC）によっても放出が促進されます。また成長ホルモン放出促進作用のあるグレリンには徐波睡眠誘発作用があります。これらの物質が、寝入ってすぐの深い眠り（徐波睡眠）に一致して成長ホルモンが分泌されることに関係していると考えられています。このように、サイトカインやホルモンの睡眠覚醒における作用は複雑に絡み合っています（図7-3）。

なお「睡眠物質」には通常分類されませんが、メラトニンにも眠気をもたらす働きがあります。メラトニンはすでに第6章で紹介したように、朝目が覚めて14～16時間してから夜、暗くなると分泌される物質で、抗酸化作用、性的成熟の抑制作用、リズム調整作用、体温低下作用、に加えて眠気をもたらす作用ももっています。以下でやや詳しく学びましょう。

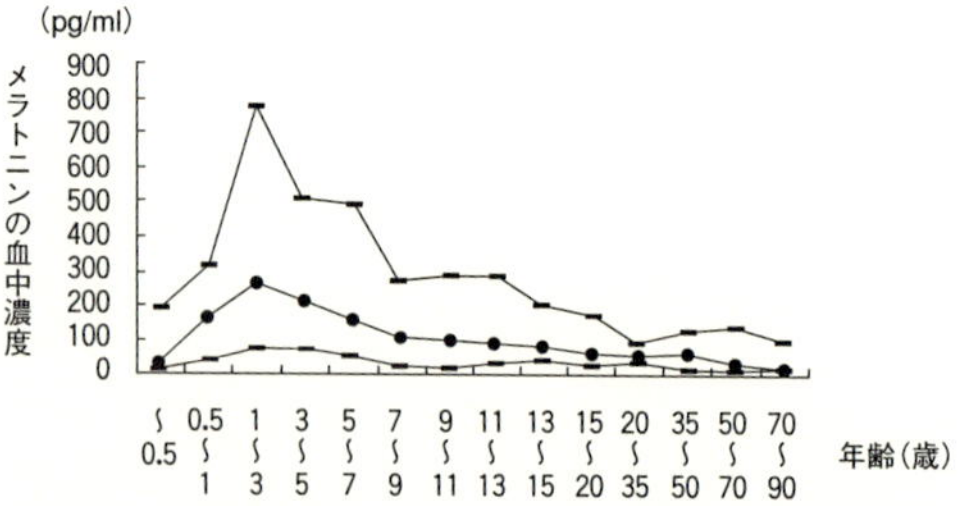

図7－4　夜間のメラトニン血中濃度の年齢による変化（Waldhauser F, et al., 1988）
グラフの上から順に，95, 50, 5パーセンタイルの値を示す。

◎子どもの成長に不可欠な「メラトニンシャワー」

まず年齢との関係で、メラトニンは1歳から5歳ころに、一生のうちで一番たくさん分泌されます（図7-4）。これを私は「子どもたちはメラトニンシャワーを浴びて成長する」と言っています。そして思春期にはメラトニン分泌は減ります。つまり思春期には、性的な成熟の抑制というメラトニンの働きがなくなるために、性的な成熟、すなわち二次性徴がおきます。さらにメラトニンは、夜でも明るいとその分泌が減ります。メラトニンの分泌は光で抑えられるのです。ではメラトニン分泌をどうしたら高められるか、ですが、高齢者のデータによると、昼間に受光することで夜間のメラトニン分泌が促される可能性があります（図7-5）。高齢で不眠を訴える方（「光照射前」）は、メラトニンの分泌があまりよくありません。同じ高齢者でもよく眠れるという方（「対照高齢者」）は分泌が少しいいようです。眠れないと言っていたメラトニン分泌の悪い方に、昼間たっぷり光を浴びてもらったらメラトニン分泌が増え、夜眠れるようになった（「光照射後」）、というデータです。夜の光はメラトニンの分泌を抑えますが、昼間の光というのは夜のメラトニンの分泌を高める働きがあるようです。

次は、メラトニンのリズムに対する作用です。日没前後にメラトニンが投与されると生体時計の周期が前進し、夜明け前後に投与されると生体時計の周期が後退します。またメラトニンを投与すると体温が下がります。ただその効果は昼間には明らかですが、内因性のメラトニンが分泌されている夜間には明確ではありません。内因性のメラトニンがもたらす自然な体温低下を、メラトニンを投与することでさらに増強することはできないわけですが、なお眠気は体温が下が

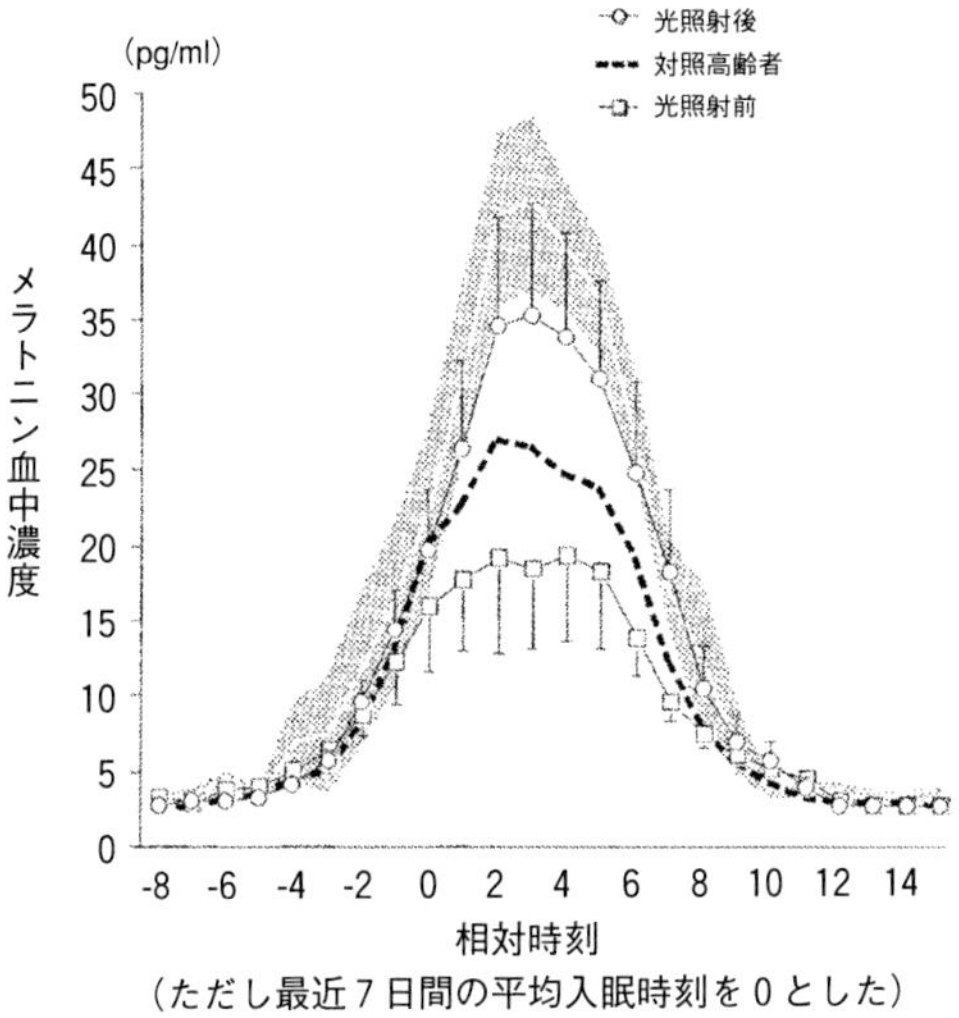

図７−５　夜間のメラトニン分泌は昼間の光照射で高まる（Mishima K, et al., 2001）

高齢の不眠患者（□）では，夜間のメラトニン濃度が健常な高齢者（点線）よりも低値であったが，日中に光照射を行ったところ，臨床症状の改善とともに，夜間のメラトニン濃度が上昇した（○）。アミかけ部分は若年者の値。

眠れないときの「クスリ」

布団に入っても目が冴えて眠れません。明日は大事な仕事があるので寝ないといけません。寝なきゃ、寝なきゃと思えば思うほど目がますます冴えてきてしまいます。眠れないのに寝床に入って、眠らなきゃ、眠らなきゃと思っているほどつらいことはありません。そんなときは緊張して、全身の交感神経も興奮して、おそらくは身体のリラックスも得られていないのではないでしょうか？　思い切って布団から出てみてはいかがでしょうか？　ちょっと身体をほぐしてみる。ぬるいお風呂に入ってみる。ナイトキャップを含んでみる。等々気分転換です。もちろん何かすればすぐに眠れるという特効薬があるわけではありません。普段から入眠儀式を心掛け、安心して眠りに就く段取りを踏むことができるようにしておきたいものですね。

なおナイトキャップについては、まえがきで「眠る目的でアルコールを使用することは、適切ではありません」と書いてしまいました。しかし長年ナイトキャップでよく寝付かれていた方に、ナイトキャップを止めろ、というつもりはありません。これも習慣時計（167ページ）のなすわざなのかもしれませんから。

眠れない、とは思っていても、「いつもと同じだ。身体を横にして休めればいい」と割り切ってしまえば、過度な緊張はなく身体が休むこともできるかもしれません。眠れない、と感じたら、そのように開き直ることが大切なのかもしれません。過度な緊張がなければ、きっといつの間にか脳も休んでしまっている、つまりは寝入ってしまっているに違いありませんよ。

り始めると生じます。このことから眠る目的は脳の温度を下げることにある、という仮説もあります。蛇足ですが、寝る前に熱い風呂に入ると熱さの刺激で、昼間に活動すべき交感神経系が興奮するとともに、せっかく下がり始めていた体温が上昇し、寝入りが困難になる可能性が考えられます。一般論としては、寝入りをよくする入浴法として、「寝る前ならぬるめのお風呂、熱いお風呂に入るなら寝るまでに時間をおいて」がおすすめです。

さて内因性のメラトニン分泌増加は夜間の眠気の始まりとも一致しています。これがメラトニンには眠気をもたらす作用がある、と言われる所以ですが、メラトニンを投与して眠りをもたらそうとすると、相当な高用量を要することも知られています。メラトニンに対する受容体には３種類（ＭＴ１、ＭＴ２、ＭＴ３）が知られていますが、メラトニン固有の受容体はＭＴ１受容体（視交叉《しこうさ》上核《じょうかく》に存在）とＭＴ２受容体（視交叉上核と網膜に存在）です。そしてＭＴ１受容体が眠りの開始に関連し、ＭＴ２受容体はリズム変動に関連すると考えられています。興味あることに、ＭＴ１、ＭＴ２の両受容体に作用する物質として見出されたラメルテオンという物質が、メラトニンの10倍もの睡眠時間増加作用をもつことが最近知られ、新たな不眠症治療薬として注目されています。

この章のメッセージ

コーヒーで目が冴えるのはアデノシンの働きがじゃまされるから

第8章　眠りと関係する物質――「成長ホルモン」をめぐる誤解

❖課題　「寝る子は育つ」から感じることは？

◎夜ふかしは成長ホルモンを減少させる？

寝ると成長ホルモンが出る、という話を聞かれたことがあると思います。これは正しいことです。前章でも「寝入ってすぐの深い眠り（徐波睡眠）に一致して成長ホルモンが分泌される」と学びました。1950年代に日本の科学者（高橋康郎博士）が発表した世界に誇るべき研究成果です。成長ホルモンは骨を伸ばし、タンパクの合成を促します。「寝る子は育つ」という格言の根拠として、さまざまな形で紹介されました。

そんな中、どうも高橋博士が発表した研究結果を解釈するときに、誤解が生まれたようです。成長ホルモンを発見したあと、高橋博士は「成人男性で睡眠開始時刻を早めたり遅らせたりすることが成長ホルモン分泌にどのような影響を及ぼすか」を目的に研究を行い、「睡眠開始時刻に連動して寝入りばなに成長ホルモンが分泌される」、という実験結果を報告しました。ところがこの実験結果を発表した図（図8－1）では、入眠時刻が遅くなったときの成長ホルモンの分泌量が通常の入眠時刻の場合よりも低かったのです。そこで、どなたかがこの点に着目し、「夜ふかしでは成長ホルモンの分泌が悪くなる」と余計な判断をしてしまったようなのです。そしてわかりやすさも手伝って、「夜ふかしでは成長ホルモンの分泌が悪くなる」という誤解が広まったようです。

でも高橋博士の実験はあくまで一例での結果で、なにより実験を行った高橋博士ご自身が、分泌量の低下については意味のある差であったとは述べていらっしゃいません。その後多数例で検討した結果、現在では、少なくとも成人では夜ふかしをしても、徹夜をしても、成長ホルモンの分泌量は減らないことが確かめられています（図8－2）。成長ホルモンは寝入って最初の深い眠りに一致して多量に分泌されるのです。また女性では、日中にも何回か成長ホルモンが分泌されることがわかっています。だからと言って「徹夜をしても成長ホルモンは出るのだから、徹夜をしてもいい」「女性は徹夜をしてもいい」などと言うつもりは

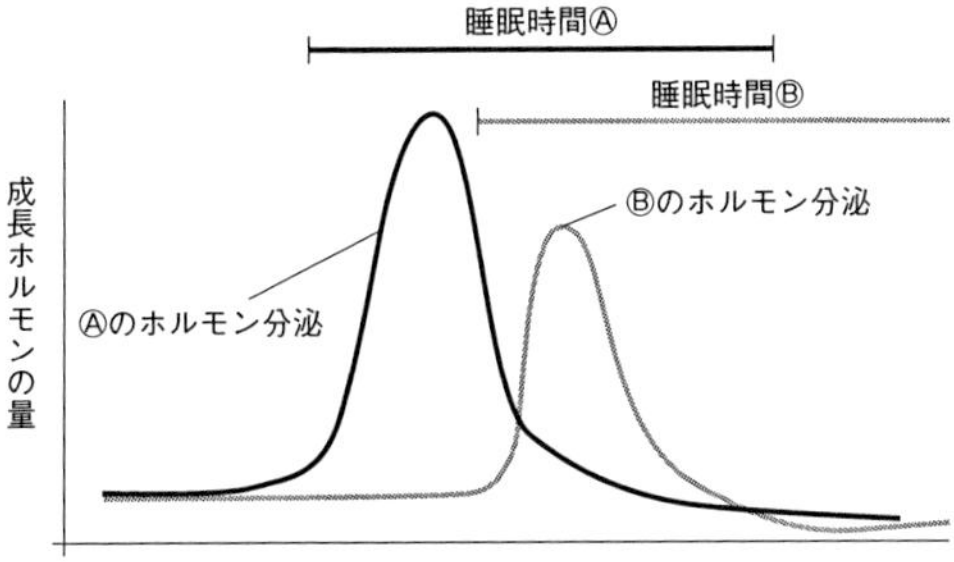

図8－1　入眠時刻と成長ホルモン分泌との関係
成長ホルモンは入眠時刻が遅くなっても，入眠後最初の深い眠りに一致して分泌される。

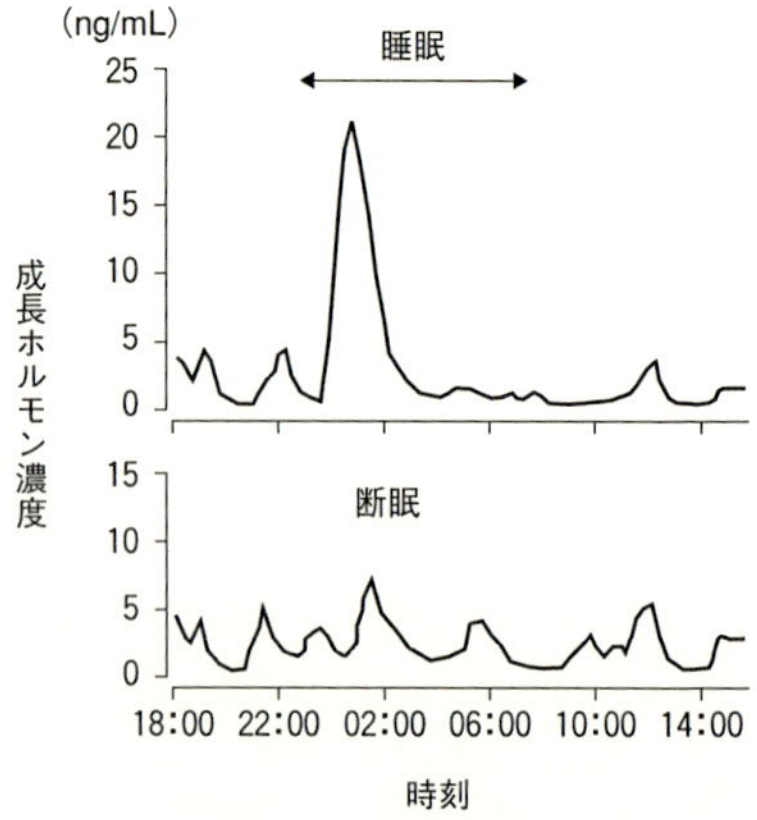

図8−2　成長ホルモン分泌に対する睡眠の影響（Brandenberger G, et al., 2000を一部改変）
断眠をしても成長ホルモンの1日の分泌量は変化しない。

ありません。それは少し考えればおわかりいただけると思いますが、眠りの目的は成長ホルモンを出すことにだけあるわけではないからです。第4章の「この章のメッセージ」でも述べたように、寝不足は脳と社会と命のリスクです。ヒトは成長ホルモンを出すために眠るわけではないのです。さらに夜ふかしをしても徹夜をしても成長ホルモンは出るかもしれませんが、夜ふかしや徹夜で、成長ホルモンが作用する細胞の受容体やその後の細胞内伝達機構がきちんと働いているかどうかの検証はまだ行われていません。成長ホルモンが出さえすればいい、というわけではないことも当然です。

◎成長ホルモンが出やすい時間帯はあるか？

また、成長ホルモンは○時から○時の間にもっともよく分泌されるので、この時間には寝ているべき、あるいはこの時間にさえ寝ていれば大丈夫、という趣旨の話もしばしば耳にします。成長ホルモンの分泌には時刻依存性がある（成長ホルモンの分泌は時刻によって決められている）、という主

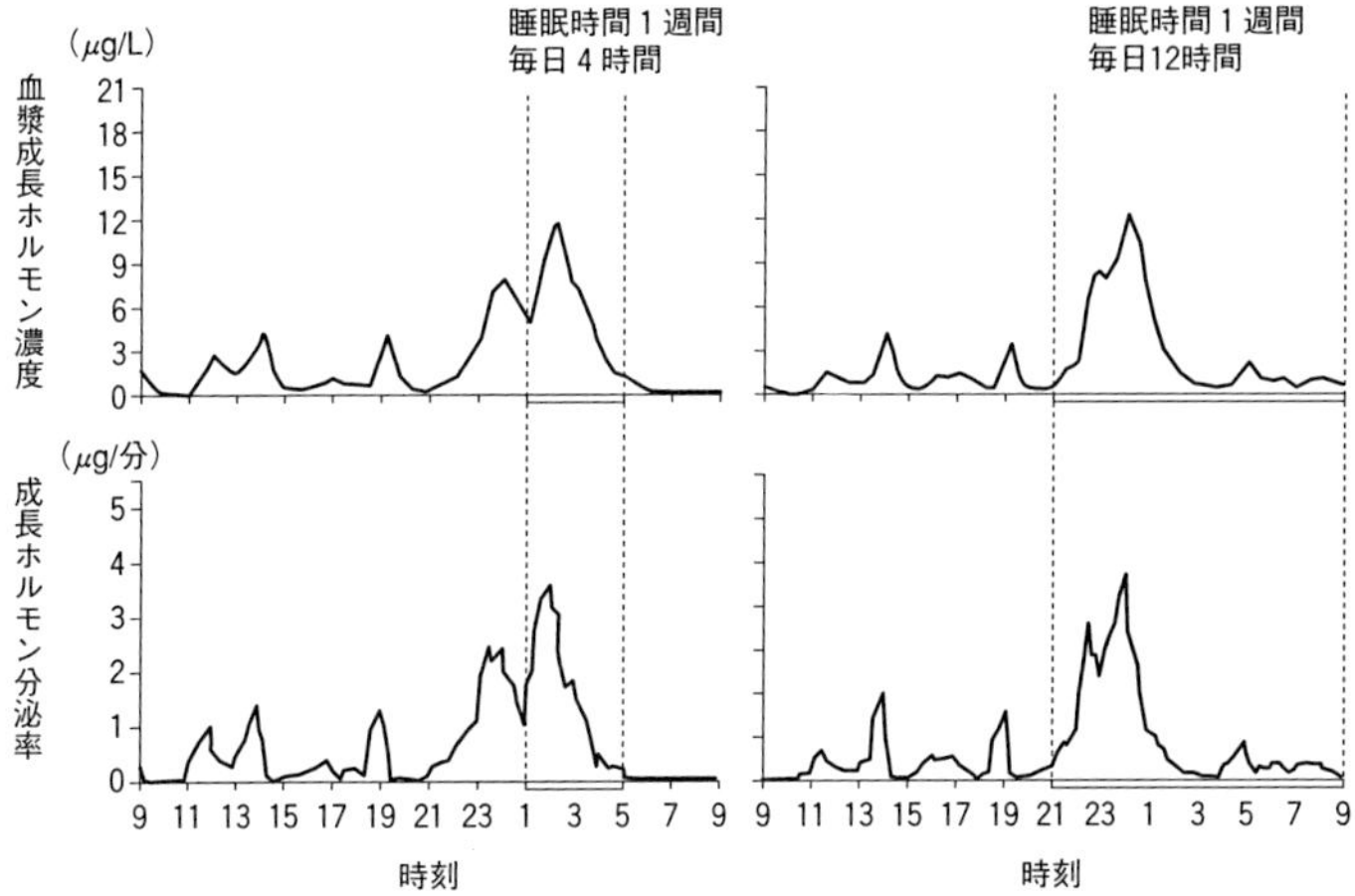

図８−３　睡眠時間と成長ホルモン分泌との関係（Spiegel K, et al., 2000を一部改変）
睡眠時間が制限（４時間）されると成長ホルモンの分泌が二相性となり，入眠後のピークに先行して，入眠前のいわば通常の入眠時刻に一致した分泌ピークが観察され，成長ホルモンが分泌している時間は，睡眠時間を制限したほうが延長する。

張です。しかし成長ホルモンは、夜寝入って最初の深い眠りに一致して分泌されるので、分泌される時刻が決まっているわけではありません。たしかに毎晩△時に寝ていたにもかかわらず、ある晩夜ふかしをして、それまで通常寝入って成長ホルモンが分泌していた時刻に、まだ起きているにもかかわらず成長ホルモンが分泌される、という現象は観察されています（図８-３）。ただこれは成長ホルモン分泌に時刻依存性があることを示しているわけではありません。ある条件下、この場合では習慣的になると、成長ホルモン分泌は時刻依存性を示す場合もある、ということを示しているにすぎません。もちろん成長ホルモンは〇時から〇時の間にもっともよく分泌される、ことを支持する観察でもありません。

成長ホルモンの分泌は主として眠りに依存し、ある条件下では多少の時刻依存性が示される場合がある、との解釈が、現時点でのコンセンサスと言えます。2005年発行の睡眠の世界的な教科書にも、「入眠時刻が早まっても、遅れても、また眠りが妨げられたあとの再入眠に際しても、成長ホルモンの分泌は睡眠開始が引き金となって生じる」とあります。繰り返しますが、「成長ホルモンは○時〜○時にもっとも多く分泌される」などということはありません。

成長ホルモンについてもう一つ誤解があると感じています。「眠ると成長ホルモンが出る。成長は子どもに大切。だから眠りは子どもに大切。」という誤解です。成長ホルモンはたしかに骨を伸ばします。ただしタンパクの合成も促します。また成長ホルモンの分泌が思春期のころに最大となることもわかってはいます。しかし成長ホルモンは新陳代謝を司る物質なわけで、子どもにのみ大切なわけではなく、大人にも大切な物質なのです。眠りは子どもにのみ大切、という誤解を、このホルモンの名前が助長してしまったのではないかと感じています。成長ホルモンという名前がいけないのかもしれません。しつこいようですが確認しておきます。眠りは年齢に関係なく、ヒトという動物にとって大切な営みなのです。

◎「寝ないと太る」身体のメカニズム

次に、前章でも出てきたグレリンと新たな物質レプチンについて勉強します。第4章でも述べた

「寝ないと太る」ことに関係した話です。

グレリンは、胃から産生されるホルモンで、脳の下垂体に働き成長ホルモン分泌を促進します。また食欲を増進させる働きもあります。ですから食事をとると血液中の濃度は下がるのですが、空腹では濃度が上がります。またグレリンを投与すると体重は増えます。

レプチンは脂肪組織で作られ、食欲を抑えて、エネルギーの消費を増やす役割があります。ですから正常なレプチンがないと、食欲を抑えることができません。実際にレプチンが正常に働いていないために常に食べ続けて、7歳の時点で45キログラムを越えた患者さんが知られています。

そして睡眠時間が少なくなると、レプチンが減ってグレリンが増えることがわかっています。レプチンが減ること、グレリンが増えることはともに食欲を増す方向に作用します。つまり、

①睡眠不足→②レプチン分泌低下、グレリン分泌増加→③食欲増加→④肥満

というルートが寝不足では働いて、「寝ないと太る」ことになる可能性が指摘されています。

ここでもう一つオレキシンについて勉強しましょう。オレキシンを作る神経細胞は視床下部の摂食中枢と言われる部位にまとまっています。オレキシンを投与すると食欲が増す、という働きが一番最初にわかった働きです。その後オレキシンを投与すると、運動量が増したり、交感神経系の働きが高まったり、起きている時間（覚醒時間）が長くなったりすることもわかってきました。そこ

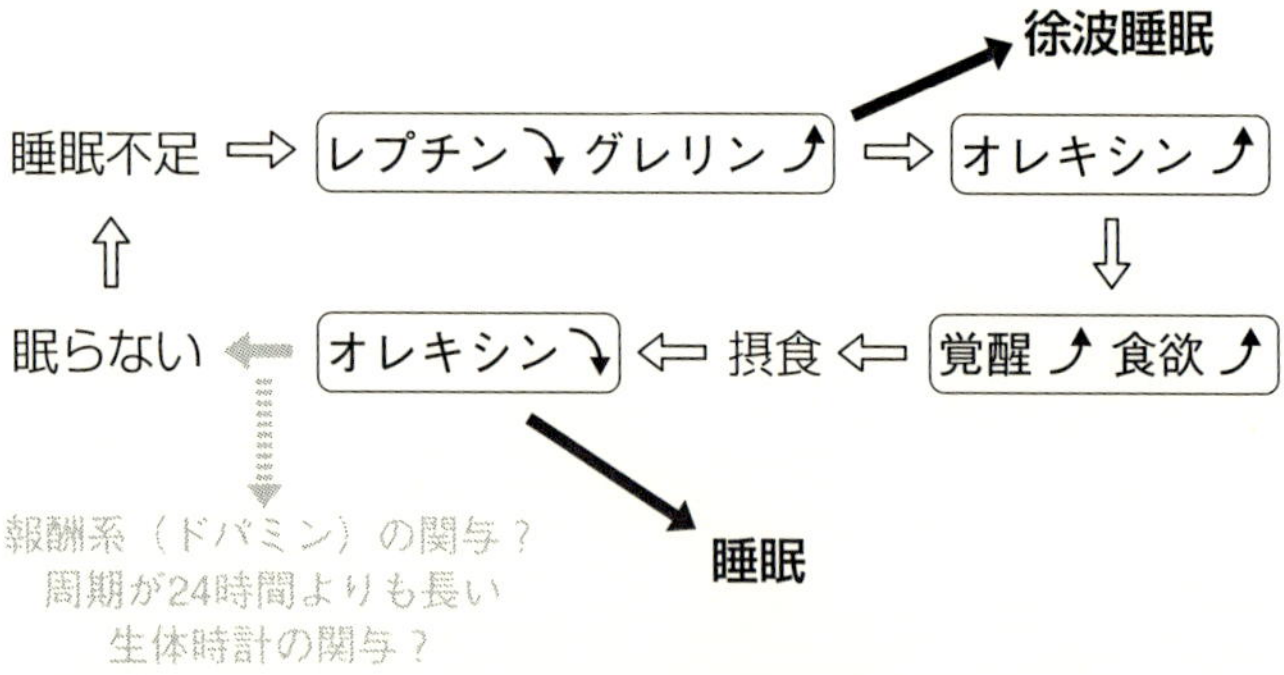

図8－4　肥満の連鎖

太字，太線は安全弁。アミかけ部分は危険な連鎖への第一歩？
グレリンは強力な摂食促進作用をもつ。レプチンは脂肪細胞より分泌され，中枢（視床下部）に作用し，食欲を抑制，エネルギー消費を増大する。

で最近では動物の覚醒レベルを上げる作用をもっている物質と考えられるようになってきています。

ところが睡眠時間が減り、レプチンが減ってグレリンが増えると、食欲は増すのですが、このとき同時にレプチンの減少、グレリンの増加という刺激がオレキシン産生細胞を興奮させることもわかっています。つまり睡眠時間が減り、レプチンが減ってグレリンが増えると食欲が増し、かつオレキシンが増えるのです。オレキシンが出れば眠気はなくなります。つまりレプチンを減らし、グレリンが増えるきっかけは睡眠時間減少であったにもかかわらず、オレキシンが出てしまうので、眠気は飛んで食欲が増している、という状態になるわけです。もちろん食欲が増し、食事をとれば血糖が上昇し、オレキシンは減ります。すると覚醒を促す、つまりは眠気を抑える働きのオレキシンが減るのですから、起きていろ、という力は減り、眠くなるはずです。ですからここで眠ればいいのですが、ここで眠りをおろそかにすると、さらに睡眠不足となりレプチンが減り、グレリンが増す、といういわば「肥満の連鎖」（図8-4）に陥ることになってしまうのです。

ただこの肥満の連鎖には、安全弁が少なくとも2つは用意されています。ひとつはグレリンが深い眠りをもたらすという安全弁で、もうひとつはオレキシンが減ると覚醒の持続が難しくなる、つまりは眠くなる、という安全弁です。でもここでこの安全弁に逆らって眠くなっても眠らない、つまりは眠りをおろそかにすると、「肥満の連鎖」に陥ってしまうわけです。なおマウスの実験ですが、同じカロリーをとっても、通常は寝ている時間帯に食べると、通常は起きている時間帯に食べるよりも太ることとも報告されています。

◎食事と「午後2時の眠気」の関係は？

オレキシンと昼寝についても触れておきましょう。第5章でも紹介したように、通常昼寝をとる時間帯は午後2時前後で、この時間帯はヒトが生理的に眠くなる時間帯でした。この時間帯の眠気については、昼食のために眠くなる、と考えている方が多いと思います。実際昼食をとってオレキシンは減っているでしょうから、眠くなるはずです。ところが昼食をとらなくとも、この時間の眠気はやってきます。また食事を一定の時間ごとに与えるという実験を行っても、午後の2時前後には眠気が強くなります。もし食事をとってオレキシンが減ることでのみ眠気が来るのでしたら、朝食のあとや夕食のあとにも眠気はやってくるはずです。ところが朝食後の午前の10～12時は、通常覚醒度のもっとも高い時間帯でした（図5-4）。どうしてなのかはっきりはわかっていませんが、午前午後とも、2～6時は眠くなる時刻なのです。

この章のメッセージ　**寝る子は育って、寝ないと太る**

第9章　さまざまな眠り――動物たちの眠り方

❖課題　あなたが望む眠りはどんな眠り？

◎眠りと遺伝子

節足動物の中ではガ、ハチ（図9-1）、ゴキブリ、ハエ、サソリで、「特有な姿勢で周期的に静かになり、そのときに刺激への反応性が減る」、という状態が知られています。ヒトの眠りに近い状態と言えるでしょう。実はこの中で、ハエについての研究が遺伝子レベルでさかんに行われ、ヒトの眠りとの関連で興味ある知見が数多く得られてきています。ここで、遺伝子について簡単に勉強しましょう。

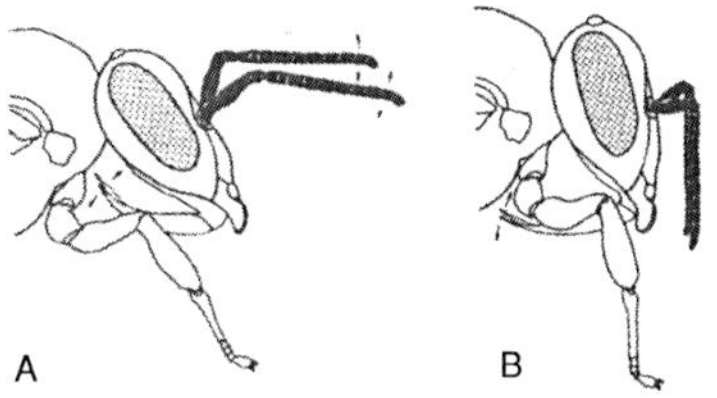

図9-1　活動期（A）と非活動期（眠り？）（B）とでハチの頭部や触覚の位置が異なる（Kaiser W, 1988）

遺伝子は生物の遺伝情報を担っています。遺伝情報を担っている化学物質はＤＮＡ（デオキシリボ核酸）です。ＤＮＡはデオキシリボース（五炭糖）とリン酸、塩基から構成される核酸で、鎖状の分子構造をなしています。ＤＮＡ鎖の中の塩基の配列として遺伝情報は保存されています。塩基にはアデニン、グアニン、シトシン、チミンの4種類があり、それぞれＡ、Ｇ、Ｃ、Ｔと略します。このようなＤＮＡの塩基配列はＲＮＡ（リボ核酸）に転写されたあと、翻訳されてタンパク質に合成されます。なおＲＮＡの塩基にはチミン（Ｔ）の代わりにウラシル（Ｕ）が使われます。連続する3つの塩基がひとつの単位（コドン）となって、タンパク質の構成成分であるアミノ酸を決めます（図9-2）が、たとえばＣＧＡという配列はアルギニンというアミノ酸を規定します。そしてアミノ酸がいくつか連なることで特定のタンパク質が決まりますが、こうしてできたタンパク質が、その生物の表現型（ある生物のもつ遺伝子型が形質として表現されたもの。血液型でいえば表現型ＡＢ〈血液型がＡＢ〉はすべて遺伝子型もＡＢですが、表現型Ａ〈血液型Ａ〉には遺伝子型ＡＡとＡＯがあることになります）を決めることになります。これは遺伝情報がその時点の生物に影響する過程ですが、遺伝情報は複製されて次世代に受け継がれる、という過程もあります。この過程には遺伝情報（ＤＮＡの塩基配列）の複製が必要です。実はＤＮＡ鎖は相補的二本鎖構造となっています。2つのＤＮＡ鎖が相補的塩基対（ＡとＴ、ＧとＣが水素結合でつながる）を利用して、互いに逆方向となるように結びついて、二重らせんとなっているのです（図9-3）。このために、ＤＮＡ情報の正確な複製が比較的容易に行われるのです。

遺伝子はたとえばあるタンパク質といった、ある一定の情報に対応しています。たとえば次の章

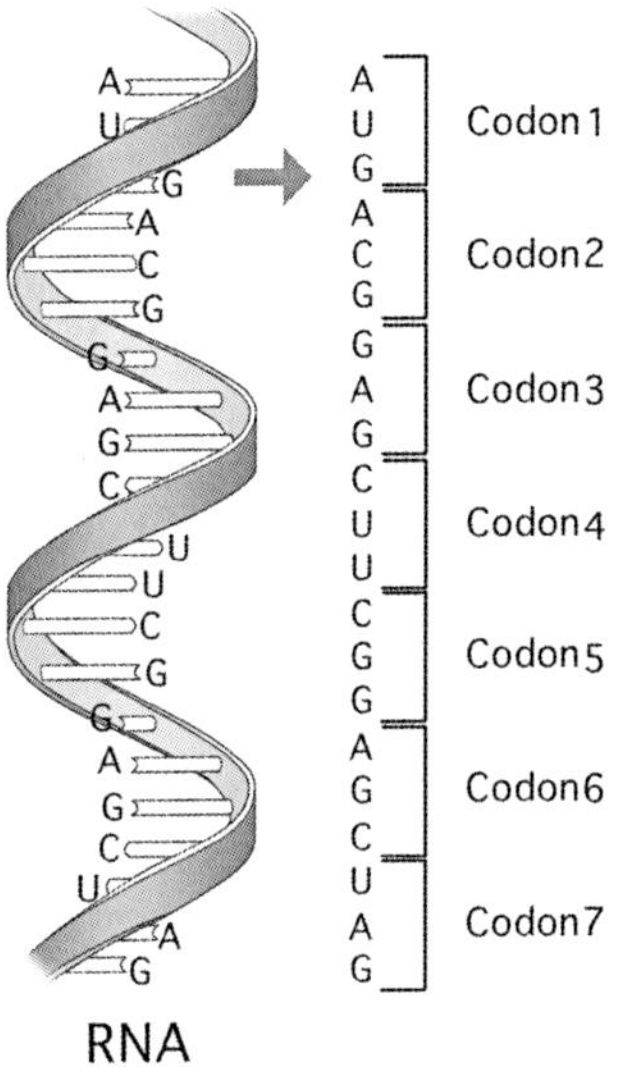

図9－2　ＲＮＡの構造とコドンの関係
連続する３つの塩基がひとつの単位（コドン）となって，たんぱく質の構成成分であるアミノ酸を決める。この図ではＵが使われているので，左はＲＮＡ上の塩基の連続。

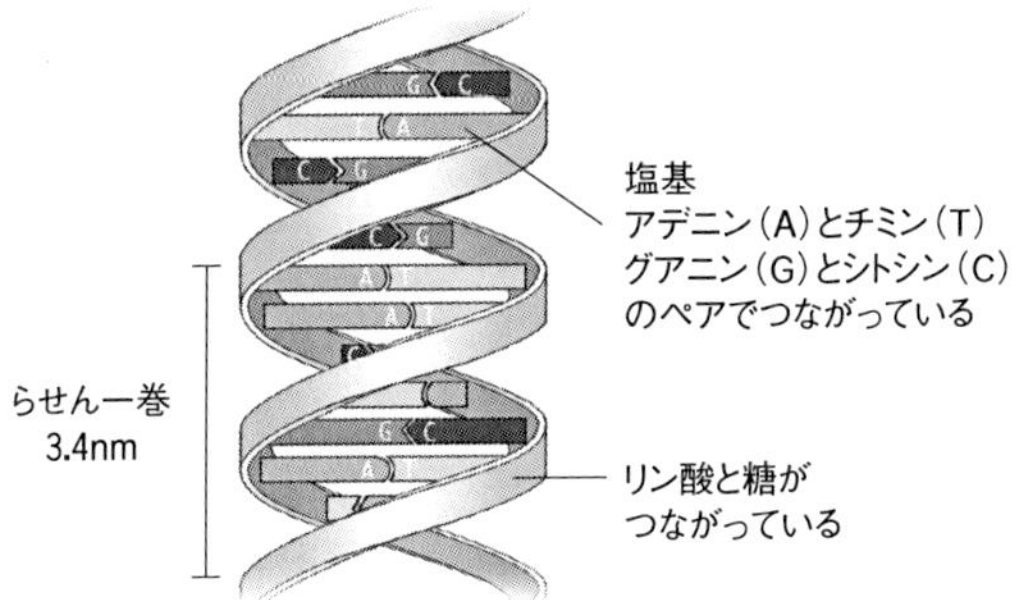

※1nm(ナノメートル)＝10^{-9}m

図9－3　二重らせん構造となっているＤＮＡ

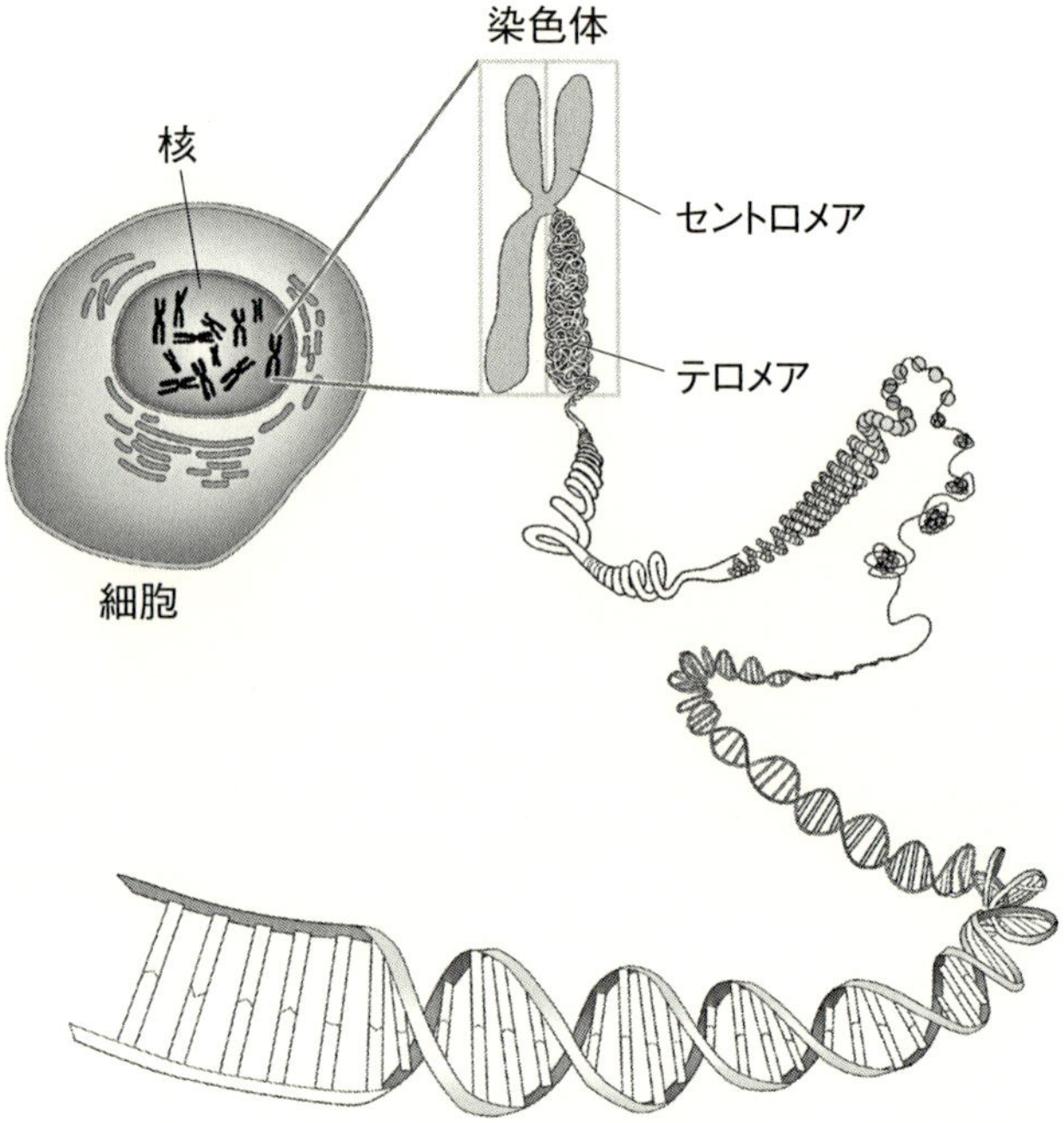

図9−4　ＤＮＡから染色体へ

では「時計遺伝子」という言葉が出てきますが、これは生体時計でリズムが作られること、時計機構が作られることに関連した遺伝子、という意味です。そして遺伝子が数多く連なっているＤＮＡ鎖は、染色体というまとまりになります（図9-4）が、ＤＮＡ鎖上には必ずしも現時点では情報を有していないと考えられている塩基配列も存在するようです。そして染色体上の遺伝子の位置を示したものを、遺伝子地図や染色体地図と呼びます。なおヒトには通常46本の染色体があります。通常半数ずつ両親から受け継ぎますので、23対あります。1番から22番の対44本と、X染色体が2本（女性）あるいはX染色体とY染色体が各1本（男性）の計46本です（図9-5）。

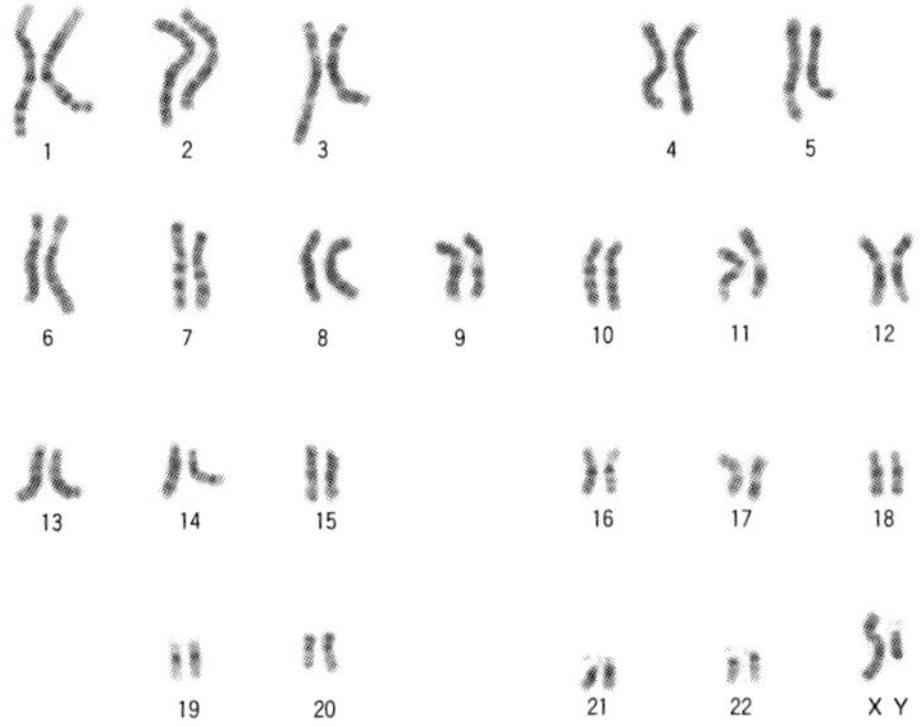

図9-5　ヒトの染色体

◎寿命が短い「短時間睡眠ハエ」

さて話をハエに戻します。ショウジョウバエには活動がにぶくなり、刺激してもなかなか活動をしない状態があり、かつこの不活発な状態が急に変化して活発な状態になります。不活発な状態にならないように刺激を与え続けていると、その後ハエはより長い時間不活発となります。これは睡眠不足にしておくと、その後睡眠不足を補うかのようにたっぷり寝る、というヒトでの経験と重なります。またショウジョウバエもカフェインや覚醒剤を与えると活発となり、高齢になると不活発な状態が細切れとなります。ショウジョウバエの不活発な状態はヒトの眠りとかなり似ており、ヒトの睡眠研究のモデルとしての将来性が期待されています。ヒトでは睡眠時間が短いと寿命が短くなることを第4章で紹介しましたが、ハエでも不活発な状態（睡眠時間？）が少なく、寿命の短いハエが見つかっています。ミニスリープ（minisleep; mns）と命名されたハエです。ハエの不活発な状態が「眠り sleep」と決まったわけではないのに、短時間睡眠ハエと名づけられてしまったようです。このハエですが、不活発な状態が通常のハエの3分の1しかないものの、活動時の行動には普通のハエと差異がなく、不活発な状態に陥ることを制限してもその影響をほとんど受けないのだそうです。そしてこの短時間睡眠ハエは普通のハエよりも寿命が短いことがわかっています。ところが一方、寝なくとも元気なハエもいます。フミン（fumin）という遺伝子がないショウジョウバエです。日本の研究者（粂和彦博士）の成果です。ショウジョウバエでフミンという遺伝子を発見、この遺伝子がないショウジョウバエを調べたところ、ちょっとした刺激ですぐに活動し、ひとたび活動を始めると活動が長く持続すること、通常のショウジョウバエに認める、不活発状態を奪うことで生ずるその後の不活発状態の増加（睡眠不足後のたっぷり寝）がないことが見出されたのです。さらにこのフミンなしショウジョウバエは、不活発状態が少なくとも（眠らなくとも？）早死にしないこともわかったのです。ただし学習（？）能力には難点があるようです。またリズムとの関連でも重要な発見がなされています。*CWO*という遺伝子がうまく働かなくなったショウジョウバエの行動のリズムが、通常のハエよりも延びることが観察されています。

なお節足動物同様、爬虫類、両生類、魚類でもヒトの眠りに近いと考えられる「刺激を与えてもなかなか起きにくい状態」が観察されています。ただマグロは常に泳ぎ続けており、いまのところ

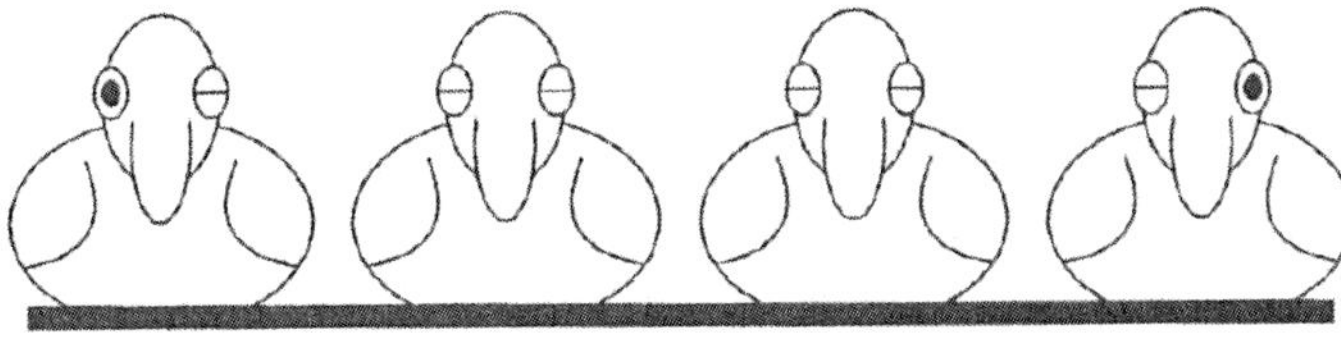

図9－6　脳を半分ずつ眠らせる鳥（Rattenborg NC & Amlaner CJ Jr, 2002）

並んで寝ているアヒルのうち，両端のアヒルは片目を開けている。

眠りは確認されていません。ですからマグロの研究がすすめば、寝ないで済ます方法の発見につながる可能性もありますが、残念ながらまだ現時点では、マグロが寝ていない、と断定することもできていません。

◎もし脳が半分ずつ眠れたら

鳥類では脳波を記録することができるようになって、「眠り」を確認することができます。第2章ではヒトの脳波は基本的には左右対称、と述べましたが、これは起きたり寝たりするとき、脳全体が同じように起きたり寝たりする、ということにもなります。ところがある種の鳥類では、脳が片側半分ずつ眠ることがわかっています。

アヒルが並んで寝ていると、列の両端のアヒルは列の外側の目を開けているそうです。両端以外のアヒルは両目を閉じて寝ているのに、両側のアヒルは、まるで片方の目で見張りをしているかのように、列の外側にあたる片目を開けて、列の内側にあたる目は閉じています（図9－6）。そして開いている目の反対側の大脳半球、つまりは目を閉じている側の大脳は起きており、閉じている目の反対側の大脳半球、つまりは目を開いている側の大脳は寝ています。渡り鳥のオオソリハシシギがアラスカからニュージーランドまで太平洋を1万1000キロ無着陸で縦断飛行したことが最近わかりましたが、この間9日間休まずに飛び続けたようです。これも、脳を半分ずつ寝かせることで可能だったのかもしれません。

渡り鳥についていえば、毎年春と秋に約4000キロメートルを移動する習性をもつミヤマシトドという鳥についても、興味ある研究結果が報告されています。この鳥で学習・記憶能力を調べた方がいます。その結果、非移動期間には一晩睡眠を制限しただけでも正確さと反応性が損なわれるのですが、移動期間中には睡眠時間が3分の2に減少しても、同じ作業の正確さと反応性が保たれることがわかったのだそうです。これはそのときの環境、状況で、眠りの重要度が変わる可能性を示唆している、と言えます。このようなことがどのようなメカニズムで生じるのかについての解明は、眠りの働きを考えるうえからもきわめて興味ある研究ですし、眠らなければいけないときと、眠らなくともよいときとを、コントロールできるようになる可能性も秘めているのではないでしょうか。きわめて魅力的な生存戦略の開発につながる可能性がある研究テーマと思います。

◎肉食獣はよく眠り、草食獣の眠りは少ない

水生哺乳類のうち、クジラ目（イルカ、クジラ）も脳が片側半分ずつ眠ります。そのとき、彼らは呼吸するために水面近くで静止しているかゆっくり泳ぐかしており、片眼は開いています。そし

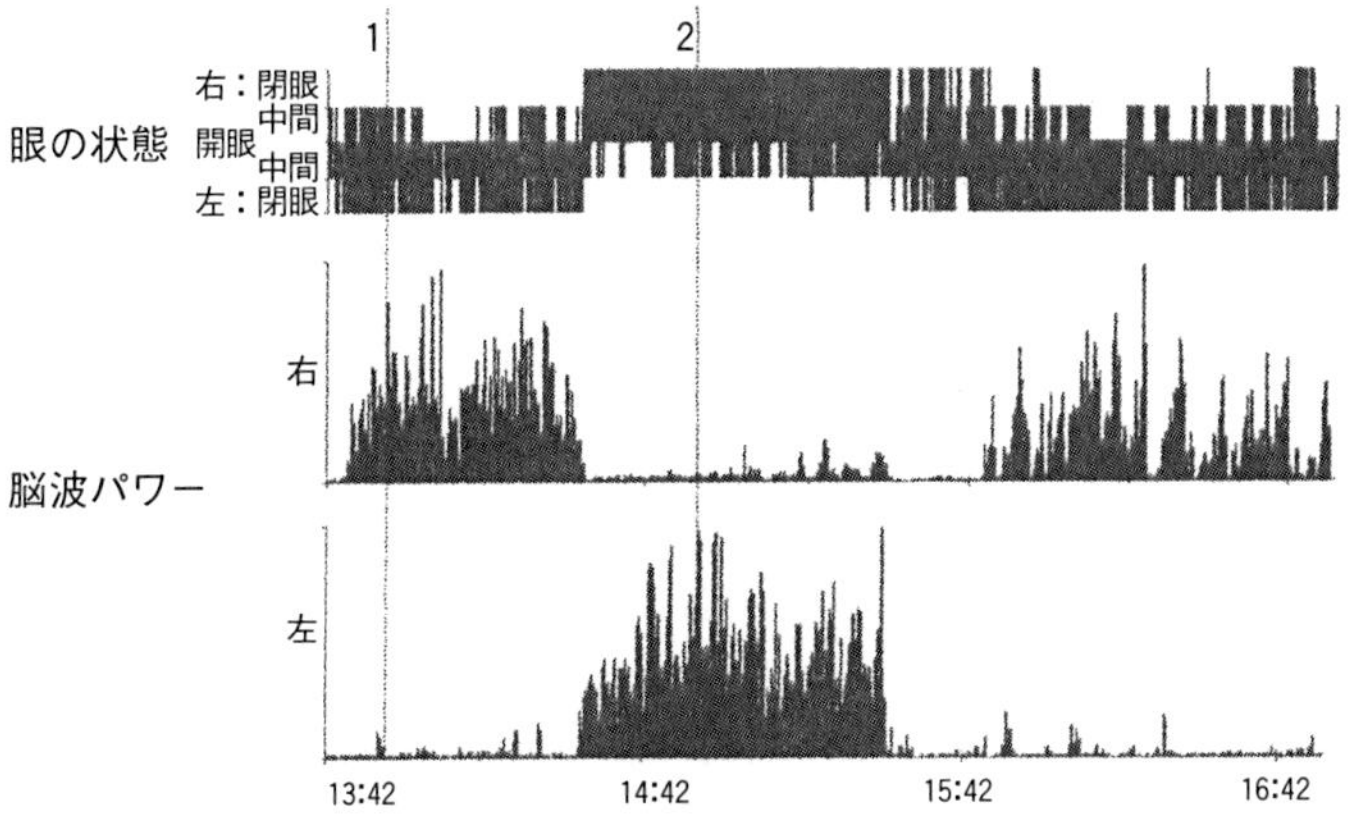

図9－7　白クジラの目と脳波の関係（Lyamin OI, et al., 2002を一部改変）
右側の脳波パワーが高い際（1）には左目が閉じ，左側の脳波パワーが高い際（2）には右目が閉じている。1では左脳が覚醒しており，2では右脳が覚醒していると考えられる。

て開いている目の反対側の脳は通常起きています（図9‐7）。マナティーも脳が片側半分ずつ眠ります。アザラシやアシカでは水中生活時と陸上生活時とで眠り方が違います。水中生活時にはクジラ目同様脳が片側半分ずつ眠りますが、陸上生活時に寝るときには両側の脳が同時に眠ります。

　陸上生活している哺乳類の眠りをおおざっぱにまとめると、日中の眠りは肉食獣で多く、雑食獣が続き、草食獣では少ない、と言えます。主な陸生哺乳類の1日の睡眠時間をみると、多いのはコウモリ（19時間）、フェレット（14・5時間）、カモノハシ（14時間）、ラット（13時間）、ネコ（12・5時間）で、少ないのはウマ（3時間）、ゾウ（4時間）、キリン（4・5時間）となります。

　このように眠りにはさまざまな形がある

ことがわかります。私が留学していた研究室のボスは最近「動物は皆寝るのか？（Do all animals sleep?）」という論文を書き、今寝ることが調べられている動物は全種類のほんの数パーセントでしかない、と述べています。幅広い研究の必要性を説いています。

◎「ヒトの眠り」あれこれ

この章の最後にさまざまなヒトの眠りについても紹介しておきましょう。ただ当然ですが、動物ほどさまざまな眠りがあるわけではありません。

まずは極北の地、カナダのホルマン島のイヌイット集落での様子です。なおこの記載は1983年に刊行された論文のものです。11月20日すぎから1月半ばまで太陽は姿を現しません。この時期には1日にほんの1～2時間ほの明るくなる程度だそうです。この暗い冬になっても大人は狩猟生活者も比較的安定した生活リズムを続けます。しかしイヌイットの人々はこの暗い時期、クリスマスという習慣が紹介される以前から、何家族かが集まって踊り、歌い、ゲームを楽しむ習慣があったようです。それでも電気製品導入以前は短時間のほの明かりの中で作業をする必要から、こういった特別な日でも夜には寝て、朝には起きるというリズムを保っていたようです。しかし電気製品導入以降のクリスマス休暇にはほとんどの人々が朝4時ないし5時ごろまで起きており、午後まで眠るようになったそうです。さて夏ですが、イヌイットの人々の生活は狩猟主体となります。4月以降明るくなると、明るさのため夜に眠ることが難しくもなります。夏の間キャンプに出たイヌイットの家族の生活パターンは天候と狩猟条件次第となり、天気が悪ければ状況がよくなるまで眠っていますし、天気がよければ疲れ果てるまで24時間以上でも起きています。集落に残った人々の生活も似たような傾向をみせます。給与生活者でさえ仕事のあと狩りに一晩中出ることもあります。まとまった眠りは天気の悪いときにとるようです。

眠りの季節変動はモンゴルでも記録されています。モンゴル牧民にとって夏は乳の季節にほかならず、搾乳と乳加工に明け暮れ、夏の睡眠時間はおおよそ5時間程度だそうですが、冬は楽しみが少なく、平均すると10時間は寝ていると推測されています。

次に寝る体勢ですが、南アフリカのカラハリ砂漠に住む狩猟採集民であるブッシュマンは、外で寝るときには、耳を地面に当てて寝るのだそうです。これは外敵から身を守るため、あるいは獲物を発見するためと考えられているようです。オーストラリアの先住民であるアボリジニーは、警戒が必要なときには槍をついて、片足で立って眠るのだそうです。またケニアのマサイ人が立ったまま眠ることができることも知られています。

なお赤ちゃんの手を身体のわきに下ろした状態で布などで包み込むスワドリング（swaddling）という固定方法は紀元前から知られ、ルカによる福音書の第2章6－7の「ところが、彼らがベツレヘムに滞在している間に、マリヤは月が満ちて」「初子を産み、布にくるんで、飼葉おけの中に寝かせた。客間には彼らのいる余地がなかったからである。」もスワドリングと解釈されています。スワドリングでうつぶせにしておくことは危険ですが、仰向けでのスワドリングが乳幼児突然死症候群（第16章で詳述）の危険にどのように関わるのかについては、最近のホットな話題です。

ついでと言ってはなんですが、眠るために生きる人々、をご紹介します。インドネシアのスラウェシ島の山間地帯に住む先住少数民族であるトラジャ族の生きる目的は、立派な葬儀をしてもらうことだそうです。葬儀が人生の到達点というわけです。死を究極のよき眠りと捉えると、よき眠りのために生きる、と言えるのかもしれません。トラジャ族の人々はこの最終目標に向け、日々、昼間の活動を通じて努力を続けています。

この章のメッセージ　眠りもいろいろ

第10章　ヒトと光――夜の光にはご用心!

課題　あなたが光を意識するのはどんなとき?

◎朝と夜では光の効果が逆転する

第6章ですでに朝の光の大切さ、夜の光のとんでもなさを紹介しましたが、ここではその理屈についてもう一歩踏み込むことにします。

目から入った光情報は網膜で感知され、網膜の神経細胞から視交叉上核《しこうさじょうかく》（SCN：suprachiasmatic nucleus）へと延びている軸索《じくさく》を通して、その情報が視交叉上核内の神経細胞との間で形成されているシナプスに至り、神経伝達物質として放出されたグルタメートが、視交叉上核内の神経細胞の受容体を刺激し、その細胞を興奮させます（図10-1左）。そしてすでに学んだように、朝の光は生体時計の周期を短くして地球時刻と同調させる方向に作用しますが、夜の光は朝の光とは逆に、生体時計の周期を延ばします。同じ光刺激が照射する時期によって効果が異なる理由については、現在

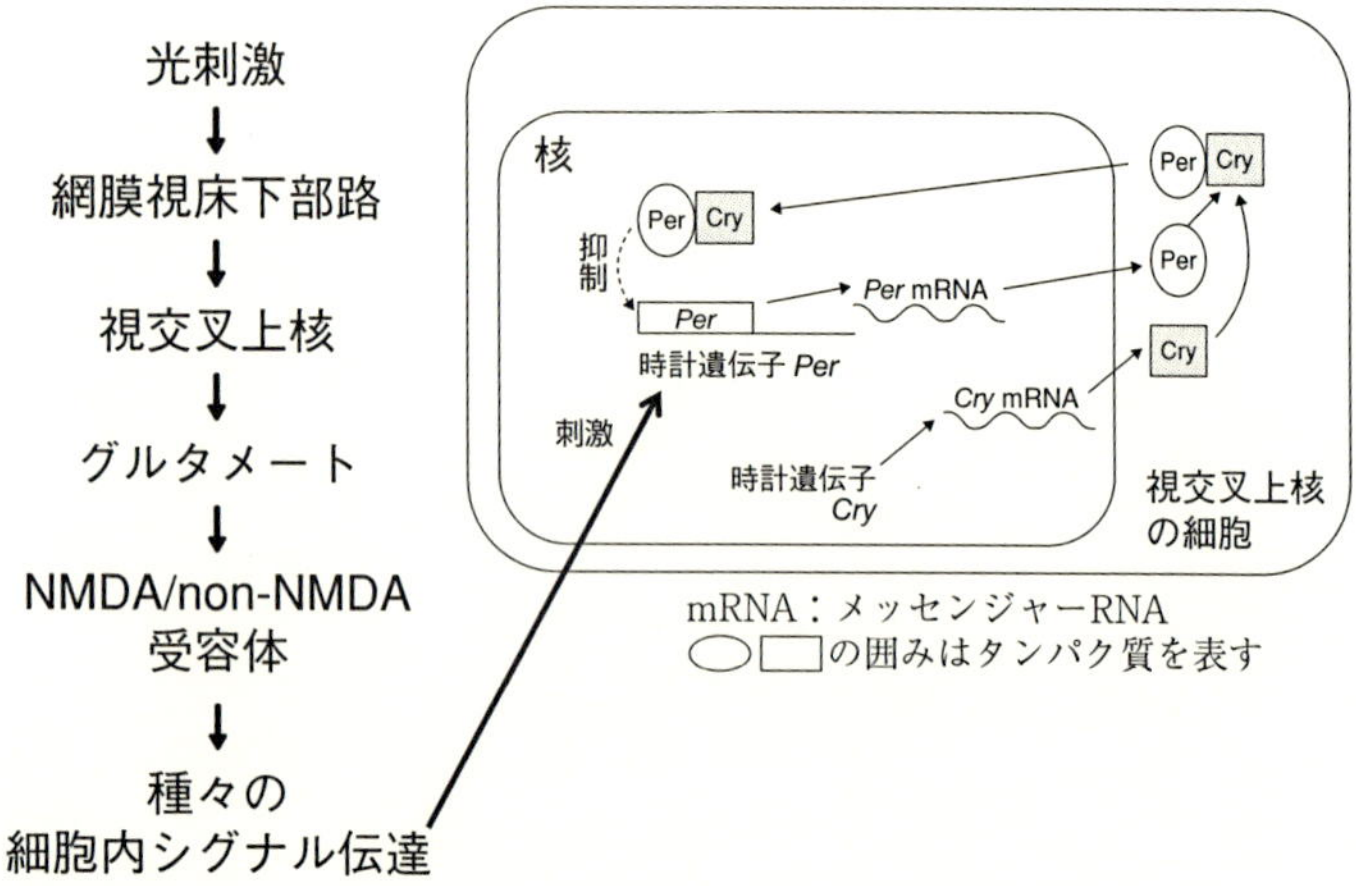

図10-1　光刺激は時計遺伝子の転写翻訳を促進する

のところ以下のようなメカニズムが考えられています。

興奮した視交叉上核内の細胞ではさまざまなタンパク質が産生されます。たとえば時計遺伝子*Ｐｅｒ*の産物タンパクであるＰｅｒが産生されます。このタンパク質は、別の時計遺伝子の産物タンパクであるＣｒｙと協同的に作用して、*Ｐｅｒ*遺伝子からの転写を抑制、これらタンパクへの翻訳は減ずることになります。その結果、Ｐｅｒ、Ｃｒｙ両タンパクの産生は低下します。低下すると転写の抑制が取れて再び産生が高まり、サイクルの始めに戻るというわけです。自らが作られる最初の過程を最終産物自らが抑え込む、というネガティブなフィードバックループが形成されていることがわかります（図10-1右）。この結果時計遺伝子*Ｐｅｒ１*の産物タンパクであるＰｅｒ１は、昼間に翻訳される量が夜間よりも多いという24時間に近い周期での日内変動を呈することがわかっています（図10-2）。

さて、光刺激は*Per1*遺伝子の転写を促し、産物タンパクPer1の翻訳量を増すこともわかっています。そこで翻訳量が減じ始めた夜間早期に光照射があると、図10-2の上の図の点線で示すような状態をもたらし、24時間に近い周期での日内変動の位相を後退させます。一方翻訳量が増し始めた夜間後期、すなわち朝に光照射があると、図10-2の下の図の点線で示すような状態をもたらし、24時間に近い周期での日内変動の位相を前進させることになります。つまり主観的な夜（暗期）の前半に目に光を当てたり、視交叉上核の細胞にグルタメート刺激を与えると位相は遅延し、同様な刺激を主観的な夜（暗期）の後半（朝）に与えると位相は前進する、すなわち朝の光は生体時計の周期を短くし、夜の光は生体時計の周期を延ばす、というわけです。これが同じ光刺激であっても、照射する時期によって効果が異なる理由として現時点で考えられている理屈です。もっとも、ある種の細菌では、時計遺伝子の関与なしに、タンパク質だけで周期が形成される可能性も示されています。生体時計についてもまだまだ未解明の点が多々あ

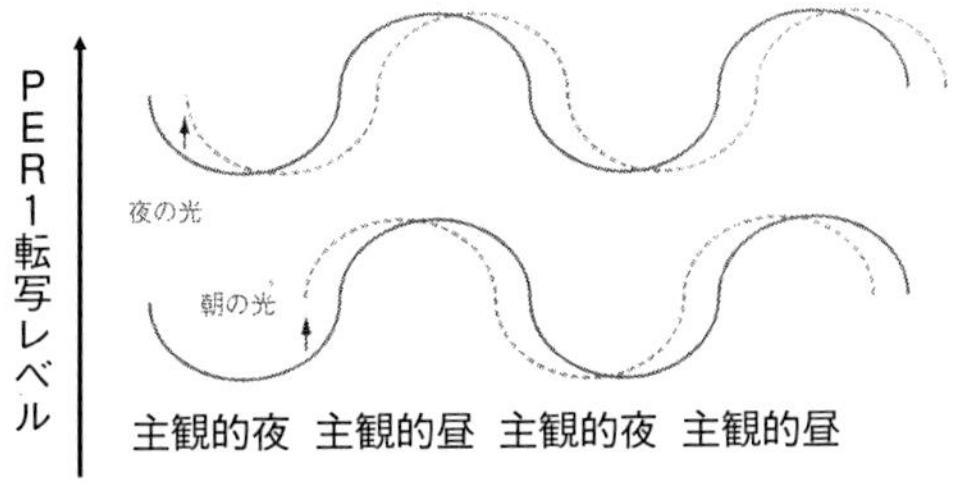

図10-2　視交叉上核への光刺激の時刻が，時計遺伝子産物レベルに与える影響（Rosenwasser & Turek, 2005 を一部改変）

朝の光で周期が短縮し，地球時間とのズレが解消されるが、夜の光で周期が延長する。

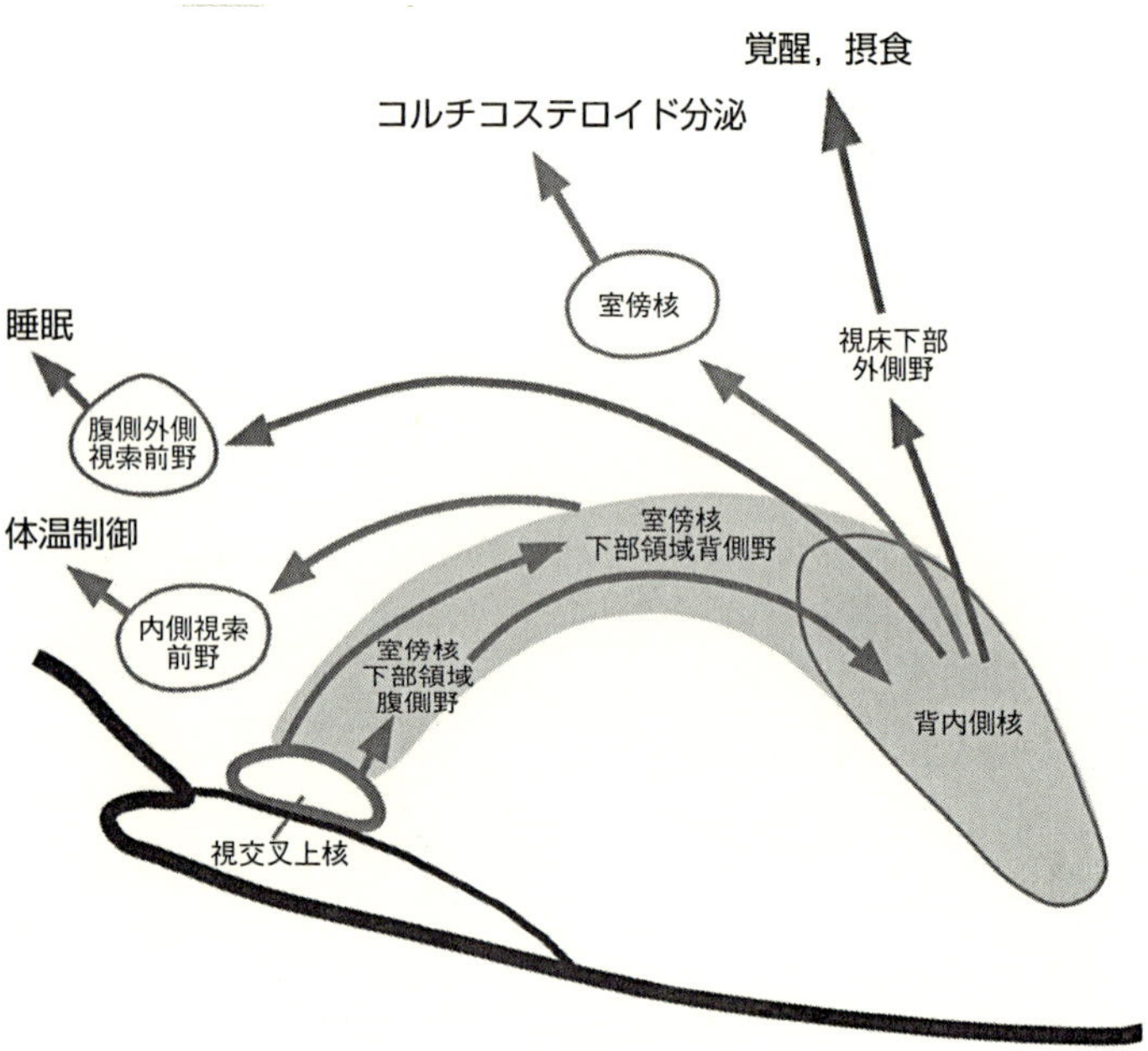

図10-3　視交叉上核からの出力が種々の生体現象の概日リズムを制御するしくみ（Saper CB, et al., 2005 を改変）

るのです。

◎生活リズムの日内変動と季節変動

視交叉上核からの情報は視床下部の室傍核下《しつぼうかくか》部領域《ぶりょういき》（sub-paraventricular zone）と背内《はいない》側核《そくかく》を介して、睡眠、覚醒、体温、コルチコステロイドホルモン分泌、交感神経・副交感神経等を司る各脳部位に投射しています（図10-3）。このような視交叉上核からの出力の結果、ヒトは夜寝て、朝目覚め、体温は明け方に最低となり、午後から夕方に最高となります。抗酸化作用、睡眠誘発リズム調整作用、性的成熟抑制作用、体温低下作用を有するメラトニンは朝目覚めたあと14～16時間した暗い環境で松果体《しょうかたい》より分泌され、成長ホルモンは寝入ってすぐの深い眠りの時期に分泌されるのです。夜になると自律神経のうち「副交感神経」が活発に働き、血圧は下がりますが、朝が近づくと1日活動するというストレスに備え、コルチコステロイドホルモンが分泌され、目覚めると、「副交感神経」にかわって「交感神経」が活発に働き、血圧が上がり、脳や筋肉に血液が送られ、考えたり、身体を動かすのに都合がよくなるのです。

図10-4は、北半球に住むヒトの睡眠時間の推移を2年にわたって記録したものですが、睡眠時間は通常夏に短く冬に長くなることがわかっています。ある父親が自分のお子さんを観察し、起床時刻が一番早いのは夏至の日で、一番遅いのは冬至の日だ、とおっしゃっているのを聞いたこともあります。ヒトは無意識のうちに太陽の影響を受け、生活リズムは季節変動していると言えそうです。

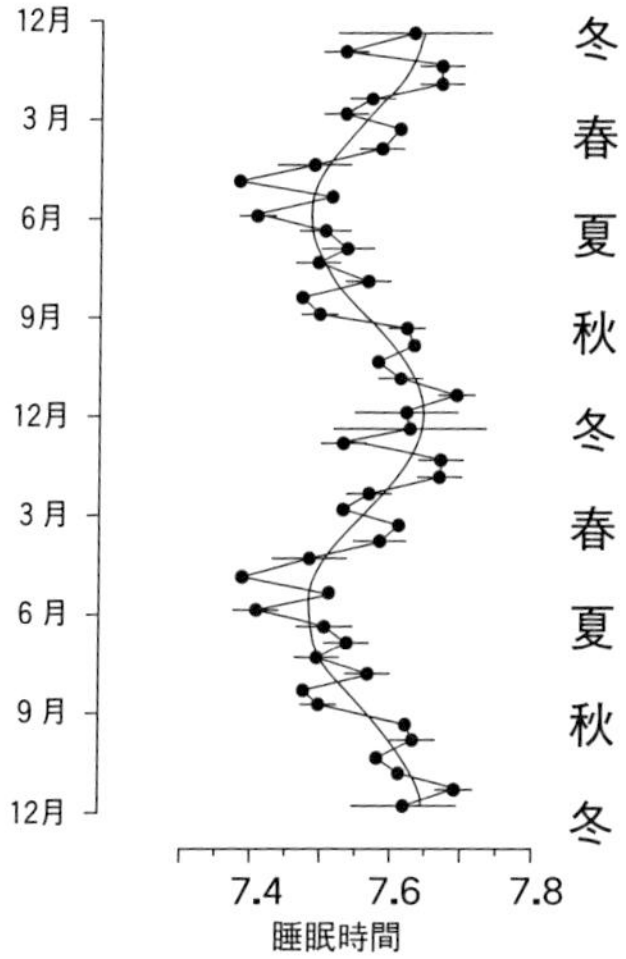

図10-4　睡眠時間の季節変動
(Kantermann T, et al., 2007)。

◎サマータイムは百害あって一利なし

サマータイムは英語ではデイライト セイビング タイム（DST）です。自然光を有効に使おう、が基本にある発想です。具体的には、現在の時刻を冬時間とし、春には時計を1時間進め夏時間とし、秋には時計を1時間遅らせ、冬時間に戻します。つまり春には冬時間最後の日の朝6時が、翌日の夏時間初日には朝7時になり、秋には夏時間最後の日の朝7時が、翌日の冬時間最初の日には朝6時になります。ですから朝同じ時刻に出かけようとすると、春は1時間早起きに、秋は1時間朝寝坊になります。たかが1時間のズレ、と思われるでしょうが、実はこの1時間がけっこうやっかいなのです。夏時間で早起きになれば、朝の光を浴びるわけで、これは大いにメリットです。ところが、実際に夏時間になると睡眠時間が減るのです。理屈では、早起きをした分、仕事を早く終え、帰宅し、睡眠時間に影響はないはずです。ところが現実には、早く仕事が終わっても明るいために、余暇（?）を楽しむことになり、早く寝ることにはならないのです。ドイツでは夏時間になると睡眠時間が平均で25分減りました。日本、とくに西日本の夏は高温多湿です。そして夏時間の夜9時は、今の時刻（冬時間）で言えば夜8時です。つまり日本で夏時間に早寝をすることは難しそうです。日本ではドイツ以上に睡眠時間が減ることが心配です。夏時間への切り替えの時期に交通事故や心筋梗塞が増える、という報告もあります。

日本人の睡眠時間は韓国と並んで世界最短のレベルです。このような日本でサマータイムを導入することは、ヒトがどこまで睡眠時間を減らすことができるのか、という実験を行うようなものです。第4章でも述べたように、寝不足では肥満、生活習慣病、事故の危険が高まり、精神的に不安定となり、脳の働きが悪化します。サマータイム導入で期待されている省エネ効果にも懐疑的な報告が出てきています。残業や塾通いの増加も心配です。コンピューターや余暇関連企業等では需要が増すでしょうが、交通機関や医療機関での混乱も予想されます。ヒトという動物は太陽光の受光時間の変化を感じながら生きており、その人工的な変更は生体時計に負担を与え、健康被害をもたらします。サマータイムは人智の産物ですが、ヒトは生体時計に従って眠らなければならない動物、という現実との間に齟齬《そご》が生じるのです。

◎「明るい夜」の脅威

日本で人工光の乱用によって現在提供されている異常な光環境（明るい夜）が、すでに生体時計にとって大いなる脅威です。さらに日本では、メディアも店舗も24時間営業が日常化しています。豊かなライフスタイル、省エネルギー、経済波及効果はサマータイムではなく、生体時計を尊重した社会、すなわち「早起き早寝ノー残業」と「暗い夜」でこそ達成されると思います。サマータイムは自然光を有効に使おう、というういかにもエコ的な発想で一見よさそうなのですが、実は自然の営みに逆らおうという、人類の浅知恵と言えるのではないでしょうか？

宇宙から見ても日本の夜中の明るさは群を抜いています（図10-5）。この図は2002年8月11日の午前3時の地球ですが、この写真を見て、次の2つの課題を考えてみてください。

1　50年後はどうなっていると思いますか？

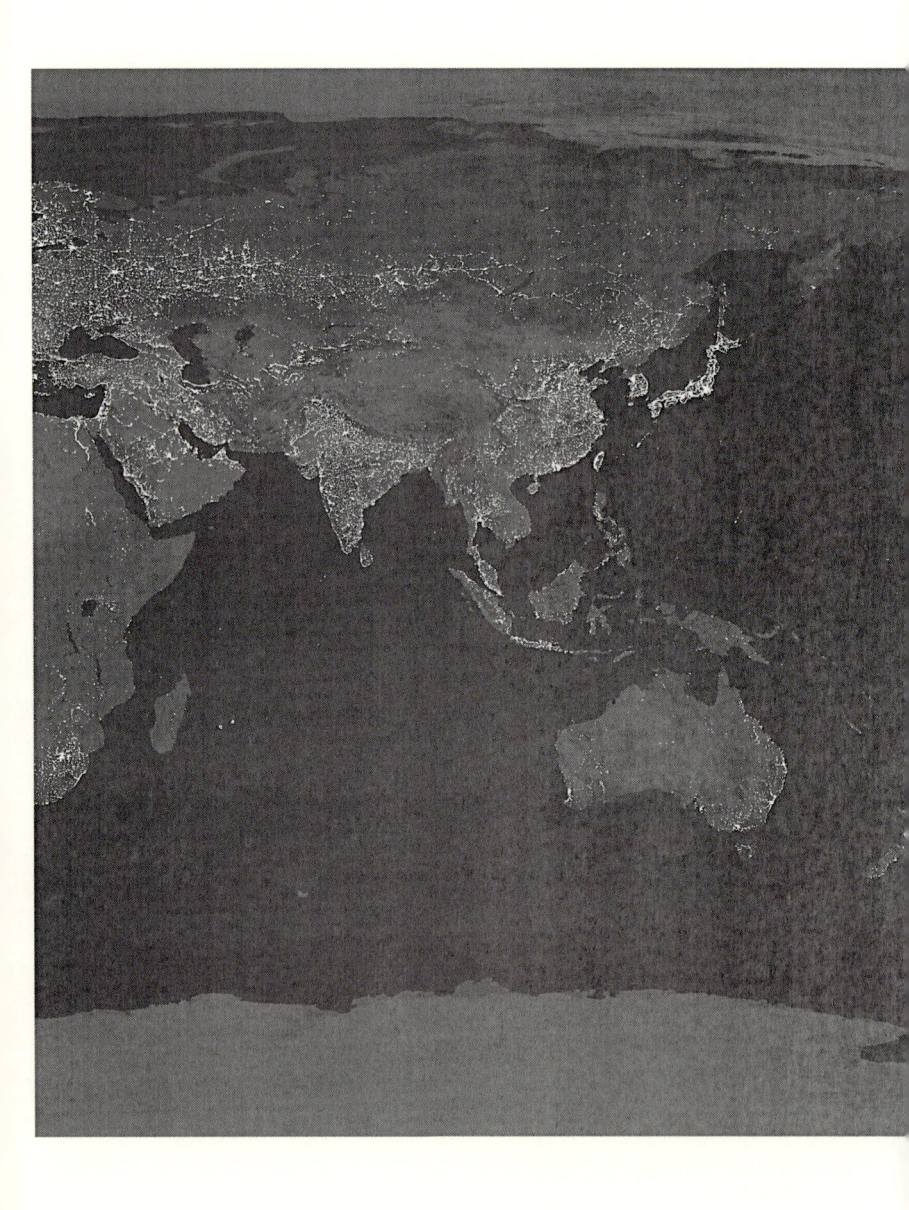

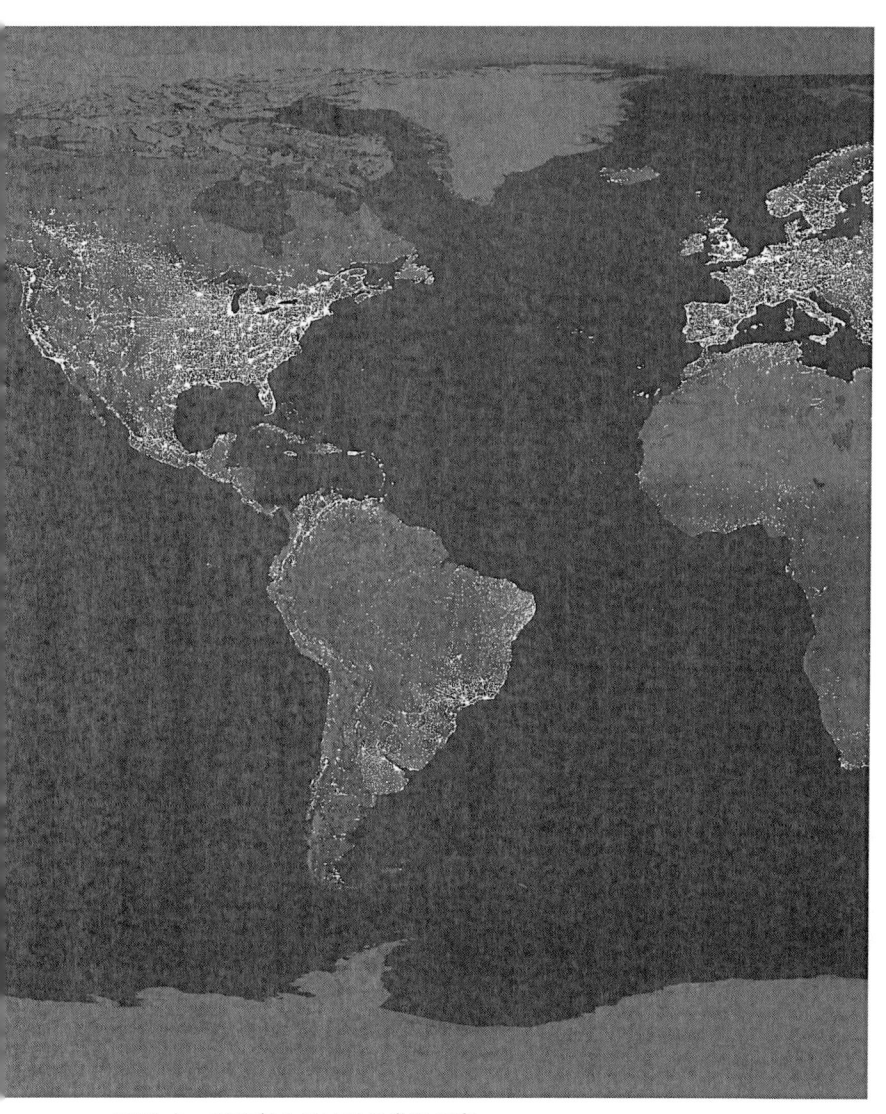

図10-5　2002年８月11日の世界の夜

2　50年後はどうなっていてほしいと思いますか？

この課題について、先日新潟県の新津高校で高校生９００人を前に説明していました。そのとき、私は大きな衝撃を覚えたのです。50年後、私はおそらくは生きていないが、この高校生たちは生きている。そう思いが至った瞬間、もう一つの課題を高校生たちに問いかけていました。「50年後、君たちはこの地球をどうするつもりなんだ」

この章の最後に光の色についても述べておきます。昼白色は短波長光（青色光、高色温度光）で、朝や午前中の光で、目を覚ます働きがある一方で、深い眠りを妨げると言われています。一方電球色は夕陽を思わせる赤っぽい光で、気持ちをリラックスさせる作用があるといわれています。つまり夕方から夜の光としては、ふつうのご家庭ならば電球色が望ましいということになります。一方昼白色は夜中にも働いている職場、たとえば夜中に眠くなっては困る職場の光としては大切な光、ということになります。

この章のメッセージ

いつでも光はあなたのことを見つめてる

第11章　眠りに関連した病気——眠れなくても眠りすぎても……

❖課題　睡眠障害とはどんな障害？

◎眠りに関連した8つの病気

最近睡眠障害、という言葉をよく耳にします。どのような印象をおもちになるでしょう？　睡眠障害→睡眠が障害されている状態→眠れないこと、という思考ルートが一般的ではないかと思います。ところが睡眠障害は sleep disorders の和訳で、sleep disorders は眠りに関連した病気を指しています。sleep disorders にはもちろん眠れないこと—不眠—も含まれますが、寝過ぎること（過眠）や眠る時間帯の異常、寝ている間に見られる通常は認めない動き等も含まれています。そこでここでは、sleep disorders を「眠りに関連した病気」、と和訳して話を進めます。

２００５年に発表された眠りに関連した病気に関する国際分類では、大きく８つ、

1　不眠症
2　睡眠呼吸異常症
3　過眠症
4　概日リズム睡眠異常症
5　睡眠随伴症
6　睡眠関連運動異常症
7　単独の諸症状・正常範囲内と思われる異型症状・未解決の諸症状
8　その他

に分類されています。ただこの本は医学書ではありません。ですから、ここでは「ねむり学」の観点から、重要と私が感じている病気についてのみ説明します。

◎不眠に悩む大人は5人に1人

まず不眠症です。1997年、日本で20歳以上の約3300人を対象に行われた調査では、なかなか寝つけない、夜中にしょっちゅう目が覚める、といった項目について「いつも」あるいは「しばしば」と回答した「不眠の訴えをおもちの方」は、男女とも5人に1人に及んでいます。また日本の中高生も、約4人に1人が不眠を訴えているという報告があります。ではどうして眠れないの

表11-1　セロトニンとメラトニンを高める8カ条

子どもたちの健やかな発育のために、 昼のセロトニン・夜のメラトニンを高める8カ条
・毎朝しっかり**朝日**を浴びて。 ・ゴハンはしっかり**よく噛んで**。特に朝はきちんと食べて。 ・昼間はたっぷり**運動**を。 ・夜ふかしになるなら、お昼寝は早めに切り上げて。 ・テレビビデオはけじめをつけて、時間を決めて。 ・寝るまでの**入眠儀式**を大切にして。 ・暗いお部屋でゆっくりおやすみ。 ・まずは早起きをして、 **悪循環（夜ふかし→朝寝坊→慢性の時差ボケ→眠れない）** を断ち切ろう。

でしょうか？

ここでは「不適切な睡眠衛生に基づく不眠」について考えようと思います。これは適切な睡眠衛生からの逸脱による不眠です。適切な睡眠衛生の基本は、朝日の受光、昼間の心身の活動、規則的で適切な食事、夜間の適切な睡眠環境（暗さ、静けさ、温度、湿度）です。カフェイン、アルコールやニコチンといった不適切な薬物使用や過剰なメディア接触も、当然睡眠衛生の基本に反します。昼間もたっぷりと寝ていては、夜になったからといって眠れるわけではないですよ、寝る前にネットサーフィンをしていては興奮しますし、光も浴びてメラトニンの分泌も抑えられてしまい、眠るのは難しいですよ、ということです。対策としては、昼間のセロトニンと夜間のメラトニンを高める工夫が重要になると思います。8項目にまとめてみました（表11-1）。詳しくは第12章で説明します。

なお、家族性致死性不眠症という怖い病気についてもちょっとだけご紹介しておきます。この病気は狂牛病やクロ

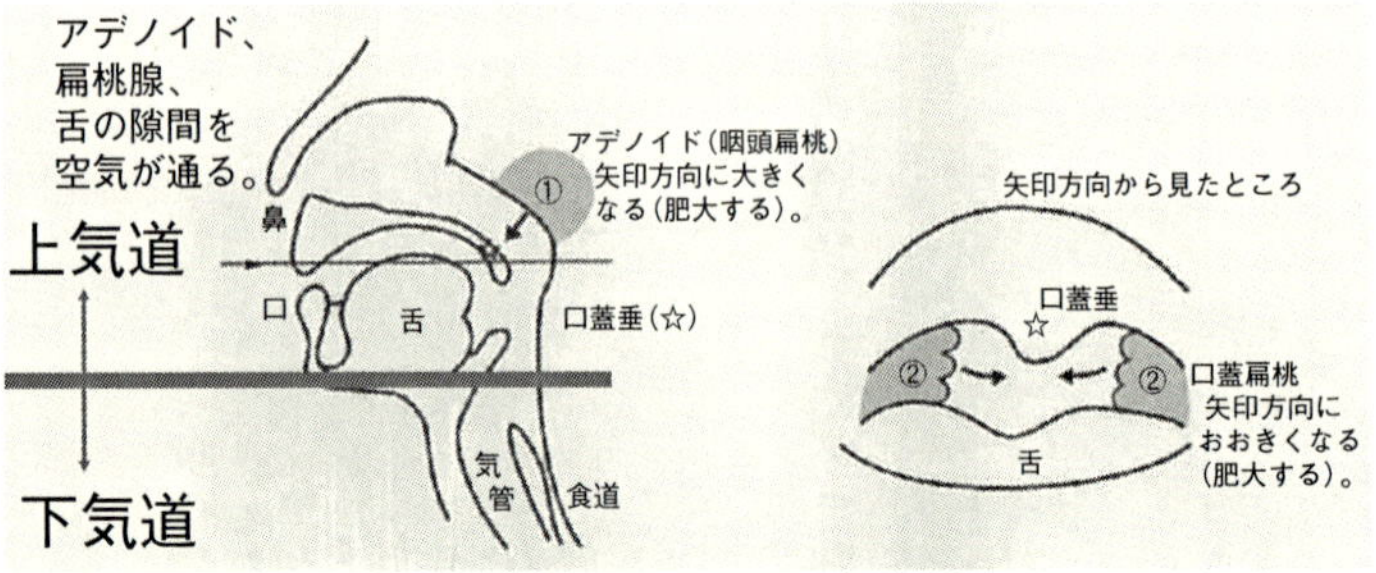

気管周囲には軟骨があり、下気道は土管のようなしっかりとした作り。

図11−1　睡眠時無呼吸の成り立ち

イツフェルトヤコブ病のように、プリオンと呼ばれるタンパク質が原因です。眠れないことが次第に悪化、最終的には8～72カ月で亡くなってしまいます。脳の中の視床という場所に異常があることがわかっています。でもごくごく珍しい病気です。

◎睡眠時無呼吸はどのように起こるか

睡眠呼吸異常症の代表は、閉塞型睡眠時無呼吸症候群（SAS：sleep apnea syndrome）ですが、これは2003年に新幹線の運転手さんの居眠りで有名となった病気です。頻度は5％弱と考えられています。図11-1は顔面から気道にかけての模式図ですが、空気は鼻または口から気管を経て肺に入ります。空気の通り道は気道と呼ばれますが、気管以下を下気道、それよりも頭側を上気道と呼びます。気管はその周囲を軟骨が囲っており、土管のようなしっかりとした作りとなっています。しかし上気道は舌や扁桃腺《へんとうせん》（咽頭《いんとう》扁桃〈アデノイド〉、口蓋《こうがい》扁桃）といった柔らかい組織の隙間なわけで、下気道とは違って土管のようなしっかりとした構造にはなっていません。そして、舌や扁桃腺は感染やアレルギーによって簡単に腫れます。すなわち上気道は容易に狭くなるのです。狭くなっても狭くなる前と同じだけの空気を吸おうとすれば流れが速くなり、回りの軟らかい組織を振るわせます。これがいびきです。

上気道がさらに狭くなり、空気の流れが早まると、回りの柔らかい組織の強さとの関連で、ある点に達すると上気道の壁は内面に引きこまれ、気道を閉じてしまいます。ストローを強く吸うと途中がペシャッと凹むのと同じ理屈です。この状態を「上気道が虚脱した」と呼びます。上気道が虚脱すると上気道は閉塞し、肺に空気が届かなくなります。すると全身が低酸素状態になり、苦しくなって目が覚め、寝ていた間には休んでいるはずの交感神経系が刺激されます。交感神経系の活動は血圧を上げたり、糖尿病に関連する変化をもたらしたりします。しょっちゅう目を覚めさせられていると眠れません。その結果、昼間に眠気が出ます。

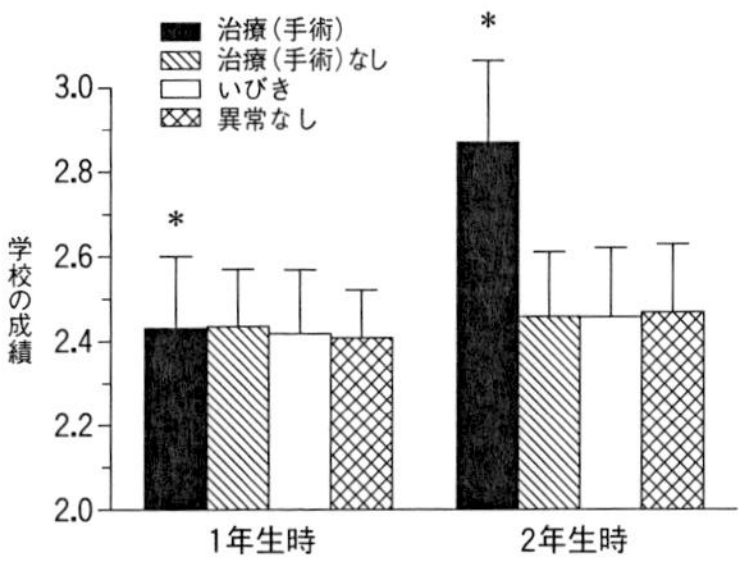

図11－2　小児の睡眠時無呼吸に対する手術が学業に及ぼす影響（Gozal D, 1998）

子どもの場合、眠くなると集中力の欠如から落ち着きがなくなる場合もあります。睡眠時無呼吸症候群は、成人では中年期の肥満男性に多いですが、子どもの原因では咽頭扁桃、口蓋扁桃の肥大が多く、華奢な体格の患児も少なくありません。睡眠時無呼吸が疑われた患者さんで、扁桃腺摘除術をしたところ成績がアップしたという研究もあります（図11-2）。なお肥満では気道周囲に脂肪が沈着することが、また顎が小さいと気道空間が狭いことが、それぞれ睡眠時無呼吸発症の危険因子となります。

◎睡眠時無呼吸の予防と治療

東京大学工学部の原島博教授は、未来の日本人の顔の特徴として細い顎をあげています。最近の軟食が顎の発育を阻害しているという指摘があります。噛むことで顎が鍛えられるのに、そのような機会が軟食では少なくなってしまう、という指摘です。噛むことはまたリズミカルな筋肉運動であり、セロトニンの働きを高める効果もあります。即効性はありませんが、固い食物をしっかりと噛むことは、睡眠時無呼吸症候群を予防する意味でも重要なのかもしれません。

睡眠時無呼吸症候群に戻ります。いびきがひどくても自分では気づきません。成人ではベッドパートナーから息が止まることを指摘される場合が多いようです。朝の目覚めが悪く、頭が痛く、昼間にひどく眠くなります。居眠りをしてしまいます。検査をして無呼吸の程度を調べます。

検査には大きく分けて2種類あります（図11-3）。簡易型の検査（上図）と完全装備型の検査（下図）です。簡易型の検査では、呼吸の気流、胸とお腹の動き（呼吸運動）、それに指につけたセンサーを使っての酸素飽和度（体の中の赤血球と酸素との結びつき度合い。無呼吸になると肺での酸素の取り込みが悪くなり、赤血球と酸素との結びつき度合いが低下します）、そして心電図を調べます。と

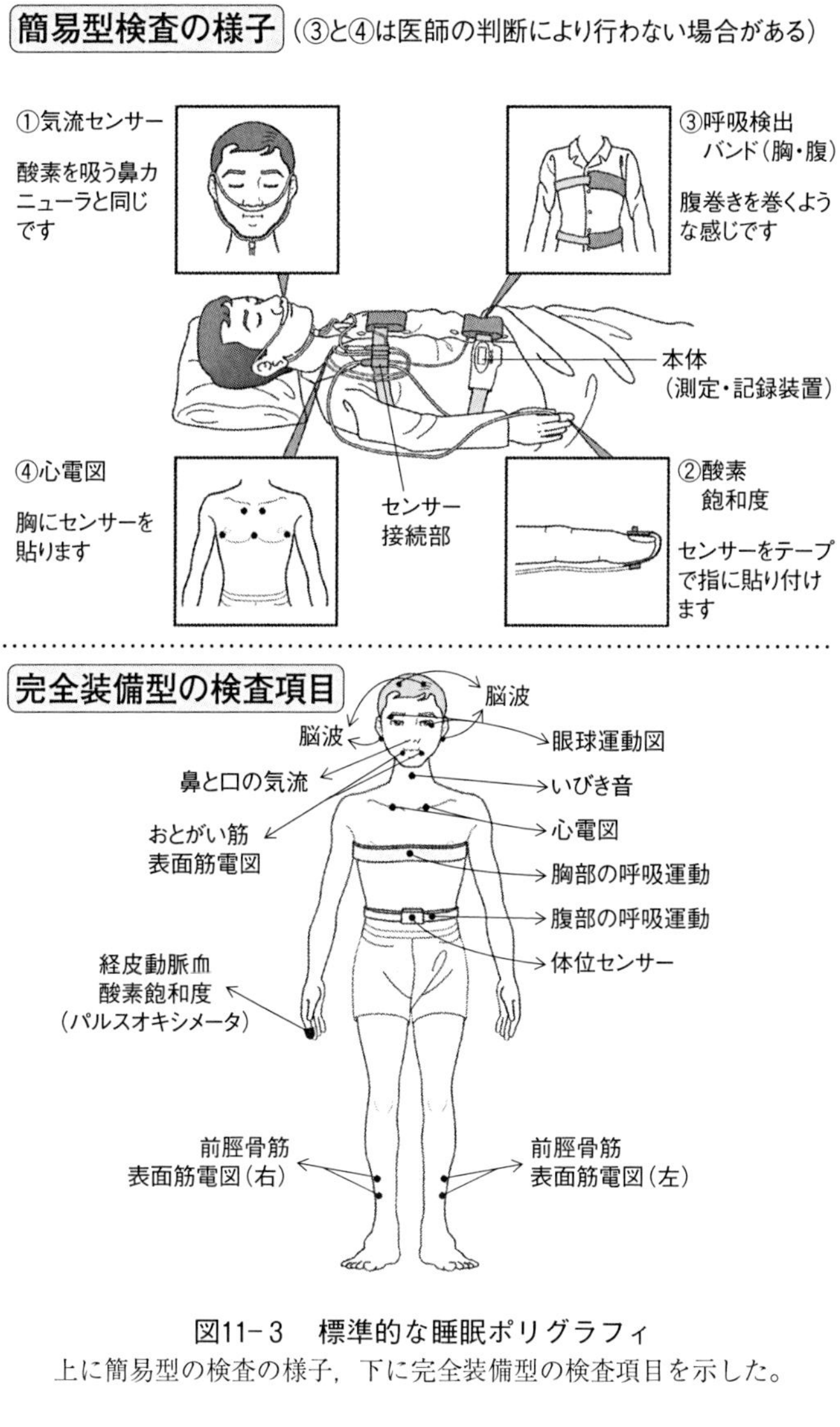

図11-3　標準的な睡眠ポリグラフィ

上に簡易型の検査の様子，下に完全装備型の検査項目を示した。

ころが完全装備型の検査では、脳波や目の動き、筋肉の動きなども記録します。眠りを見るには目の動きと、脳波と筋肉の活動状態を見る必要があるのでした（第2章）。ですから簡易型の検査では、本当に寝ている間の無呼吸なのかどうかはわからないこととなります。

ではどうして簡易型の検査も行われているのでしょうか？　それは完全装備型の検査を行うには非常な労力がかかるからです。残念ながら日本ではまだ眠りに関する医療への理解が足りず、完全装備型の検査をする施設やスタッフがきわめて限られています。眠りに関する医療に理解がある欧米では、完全装備型の検査をする施設やスタッフが整備されていて、簡易型の検査をすることはほとんどありません。日本で簡易型の検査をしているのは窮余の策、というわけです。ではどのような方にどちらの検査をするようにしているのでしょうか？　私の場合をご紹介します。

私の場合、簡易型の検査をおすすめするのは、お話を聞いて、明らかにひどい睡眠時無呼吸があると私が考えた方と、逆に、明らかにひどい睡眠時無呼吸はないなと、私が考えた方です。ひどい方には一刻も早く治療を行っていただきたいと考えます。ですから予約に何カ月もかかってしまう完全装備型の検査はおすすめしません。逆に睡眠時無呼吸をご心配されているのですが、お話を伺った限りではどうも心配なさそうだな、という方にも、簡易型で安心していただいては、と考えるわけです。もちろんお話を伺っての印象が必ずしも検査結果と一致するわけではありません。ここで申し上げたのは、あくまで、完全装備型の検査を手軽に行う状況にない日本での窮余の策であることは、繰り返し申し上げておきたいと思います。

無呼吸の程度がひどければ治療をします。咽頭扁桃、口蓋扁桃が肥大して、気道を物理的に狭くしている場合には、これを手術で取り除く、という治療をしますが、これも残念ながら根治療法ではありません。また肥満対策が重要ですが、重症の方には寝ている間にマスクで鼻から空気を送り込むシーパップ（ＣＰＡＰ：continuous positive airway pressure）という治療が有効です（図11－4）。治療しないで放置すると将来的に血圧が上昇し、血管系の疾患にかかる割合が高くなるようです。駅で居眠りをしてホームから転落、九死に一生を得た方で、シーパップと肥満対策に一生懸命になり、見事なダイエットに成功した方もおいでです。

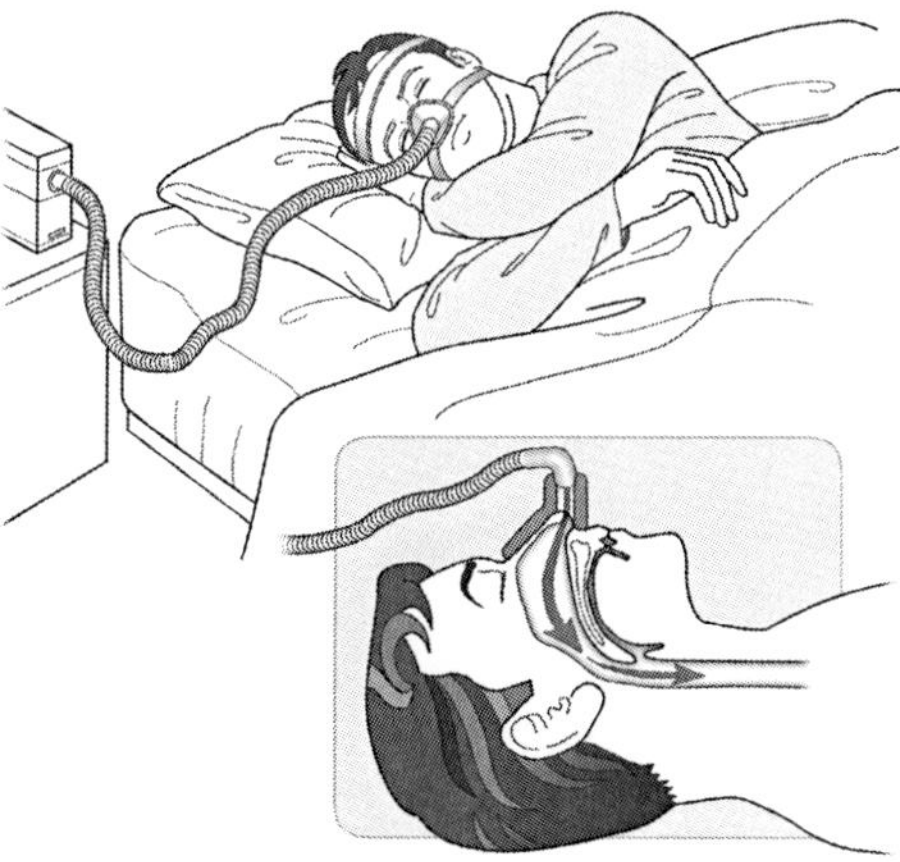

図11－4　閉塞型睡眠時無呼吸症候群に対するシーパップ（ＣＰＡＰ）療法

なおさきの新幹線の運転手さんは起訴はされませんでしたが、実は警察から検察庁に書類送検されてしまったのでした。２００３年９月１日付の産経新聞によると、「捜査一課などは、元運転士が昨年夏からＳＡＳの症状を自覚し、眠気に襲われた際、ガムをかむなどしていたが、居眠り運転時は何の対策もとらず、不測の事態に対応できない状態で走行したことが危険に当たると判断した。」とのことです。午後3時に1人で運転していると眠くなることはある意味生理的なわけで、私はそのことに対する対応を怠っていた会社の責任を糾弾すべきと思うのですが、警察は違って、運転手さんがガムを噛んでいなかったので送検したのです。新幹線の運転席でガムを噛むことが職務規定に違反するかどうかは知りませんが、あまりに稚拙な送検理由とあきれてしまいました。たかが居眠り、と考えてしまうかもしれませんが、居眠りも奥が深いのです。日本社会の居眠りに関する認識の幼児性（稚拙さ）を象徴していると感じた次第です。

◎ナルコレプシーと睡眠不足症候群

睡眠発作で有名なナルコレプシーは代表的な過眠症ですが、患者さんは600人に1人はいるようです。第8章で説明したオレキシンという物質の脳脊髄液中の濃度がきわめて低い方が、患者さんの中にはいるようです。風邪などをきっかけに急に症状が出るようになる方もあることから、感染がきっかけとなって、オレキシンを作る神経細胞が感染源と間違って攻撃され、オレキシンを作れなくなる、という仮説も想定されています。最近になって、ナルコレプシーの患者さんでは免疫を担っている細胞に一定の異常があることが発見され、この仮説に関心が高まっています。怠け者とのレッテルを貼られてしまっている患者さんもまだ相当いるようです。正しい理解で、患者さんに適切な治療を提供できることが望まれます。根本療法としては、オレキシンが少ない方にはオレキシンを補充することになりますが、この療法はまだ臨床応用されていません。ただ、よく効く薬も開発されています。

では、昼間に眠気を強く感じる方は皆ナルコレプシーなのでしょうか？　日本の小中高生の半数以上が、昼間に眠気を訴えているという報告もあります。２００2年に平均36歳の日本人約1万人に行われたアンケート調査では、昼間に眠気を感じると答えた方が40％を越えていました。労働人口の40％がナルコレプシーとは考えられません。私はこの大多数の方は、不適切な睡眠衛生に基づく睡眠不足症候群と診断できるのではないかと考えています。睡眠不足症候群は、正常な覚醒状態を維持するために必要な夜間の睡眠をとることができず、昼間に眠気が生じる状態です。患者さん自身は、ご自分が慢性の睡眠不足であることを自覚していません。攻撃性の高まり、注意・集中力・意欲の低下、疲労、落着きのなさ、協調不全、倦怠、食欲不振、胃腸障害などが症状として出現、その結果さらに不安や抑うつが生じる場合もあります。睡眠を十分とれる週末や休暇時には、症状が軽快することが特徴です。

先日も、「昼間眠くて仕方がない、睡眠時無呼吸症候群かもしれない」と心配された男性が来院しましたが、よく話を聞いてみると、毎朝5時半に起床して、寝るのは毎日深夜1時半だとおっしゃっていました。4時間しか眠っていないわけで、この方は、おそらくは慢性的な睡眠不足状態にあります。昼間眠くなって当たり前です。たしかにこの方には睡眠時無呼吸症もあるかもしれませんが、かりにそれを治療できたとしても、昼間の眠気は治りません。こういった人の場合は、まず生活リズムをあらためて、就寝時刻を早め、睡眠時間をきちんととることが先決でしょう。寝ないと太るのでした。睡眠時間を増やし、ダイエット効果が上がれば、睡眠時無呼吸にもよい影響が出てくることが期待できます。

◎睡眠のリズムがズレてしまう人たち

概日リズム睡眠異常症の主なものは睡眠相後退型、睡眠相前進型、自由継続型、時差型、交代勤務型です。

睡眠相後退型（図11-5）では望ましい時刻に寝たり起きたりできず、寝ている時間帯は望ましい時刻よりも遅れます。睡眠自体に問題はありません。眠る時間帯が社会のリズムとズレているために、社会適応が困難になる場合が生じます。思春期の発病率が高いとされています。有名なわりに正確な診断は必ずしも容易ではなく、頻度は0・1〜0・4％と決して多くはないと考えられています。光照射療法、ビタミンB12やメラトニンの投与、時間療法等が試みられます。もちろん睡眠衛生の基本の確認は大切です。光照射療法では体温リズムを参考に最低体温直後に高照度の光を照射することで、生体時計の周期を早め、眠る時間帯が早まることを期待します。これまでは「朝の光」が生体時計に大切、と強調してきましたが、前章でも学んだように、生体時計の与える光の影響としては最低体温を記録したあと数時間の光が、生体時計の周期を早める効果があると考えられています。そして体温は通常朝最低値を記録するのです。最低体温直後に高照度の光を照射することで、生体時計の周期を早め、眠る時間帯が早まることが期待できます。ビタミンB12は、生体時計の光に対する感受性を高めることで効果を発揮すると考えられています。時間療法は寝入る時刻を1日数時間ずつ遅らせて、望ましい時刻に固定しようという方法（図11-6）ですが、単独での長期的な効果を期待することは難しいようです。なお睡眠相後退型概日リズム睡眠異常症については、思春期に顕著になる生物学的なあるいは生活習慣に関連した睡眠相の遅れ（不適切な睡眠衛生にともなう夜ふかし朝寝坊）と混同されているとの指摘があります。

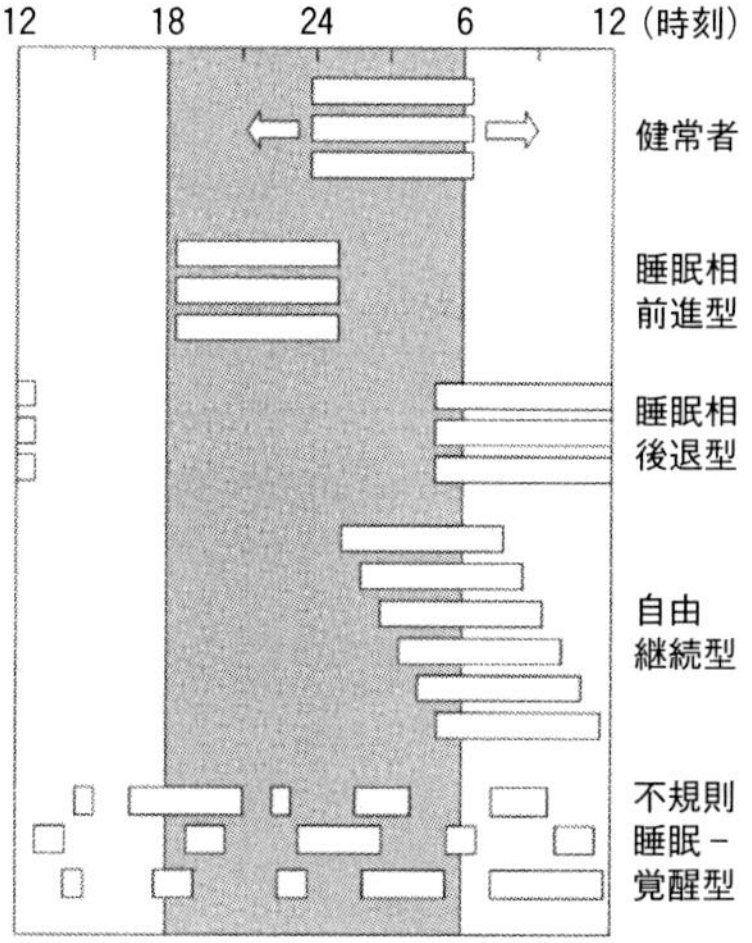

図11-5　種々の概日リズム睡眠障害
（田ヶ谷, 2009 より一部改変）

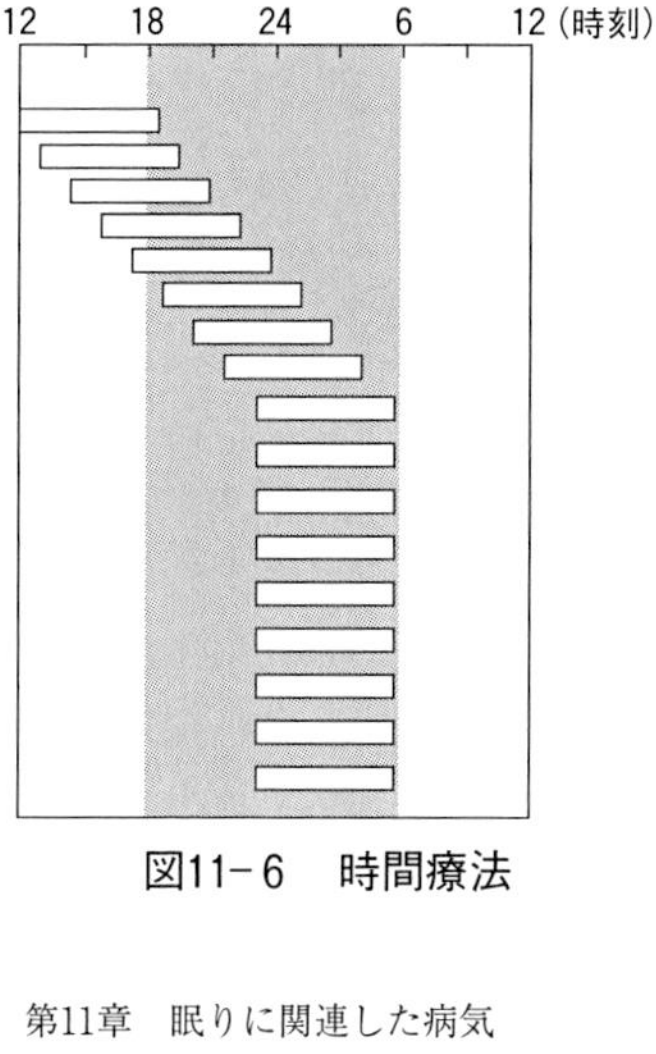

図11-6　時間療法

睡眠相前進型（図11-5）では、寝たり起きたりする時刻が早くなります。この病気の患者さん9人を含む日本の2家族28人で調べたところ、患者はご自身のことを朝型とおっしゃり、9人の平均の起床時刻は4時55分（非患者19人の平均は6時13分）、就床時刻は20時45分（非患者は23時16分）と、明らかに患者ではないご家族の方よりも早起き早寝でした。時計遺伝子に関連したある遺伝子の異常で生体時計の周期が早くなっている場合のあることもわかっています。

自由継続型（図11-5）では、睡眠覚醒周期が24時間よりも長く、24時間の地球時刻に安定して同調することが難しくなっています。目の不自由な方でしばしば認めます。

図11-5の最下段にある不規則睡眠-覚醒型では、睡眠覚醒周期にまったく規則性が認められなくなっています。この状態で体調がいい方はなかなかいらっしゃらないと思います。

◎時差ボケの傾向とその対策

時差型は、少なくとも2時間以上時差のある地域をジェット航空機で急激に移動した際に生じる心身の不調状態を言います。睡眠覚醒リズムに乱れが表れることに加え、身体的な能力が低下し、だるさや疲労感が生じ、集中困難、思考力低下、胃腸症状も出現します。障害の程度には個人差も大きいのですが、飛行の方向による影響が大で、通常東へ向かうほうが西へ向かうよりも症状が強く出現します。これは東方飛行では1日が短くなり、リズムを同調させるには、周期が24時間よりも長い生体時計を通常の24時間よりもさらに短くさせなければ、現地時間に同調できないことによります。

東方飛行では1日が短くなるとはどういうことかと言えば、たとえばシンガポールから日本に飛行するとします。これは東方飛行です。時差は2時間、飛行時間は8時間とします。シンガポール出発を10時としますとこのとき日本は12時です。日本到着時、シンガポール時刻は18時ですが、日本は20時です。つまり私はこの日を22時間で過ごさなければならないわけです。周期が24時間よりも長い生体時計は周期を延ばすことは比較的容易で、通常夜ふかしと朝寝坊は楽にできるのです。このために周期を延ばして現地時間に同調させる西方飛行では、同調が容易にできます。

夜型の方が朝型の方よりも時差ボケに強い、ということを第6章で紹介しましたが、これはおそらくは、西方飛行のときにとくによく当てはまるのではないかと想像します。また白人がアフリカ系アメリカ人よりも生体時計の周期が長いこともすでに紹介しましたが、白人はアフリカ系アメリカ人よりも西方飛行が得意であるかもしれません。

時差型概日リズム睡眠異常症の治療の基本方針は、現地の同調因子（明暗、社会的接触、食事）を利用してなるべく早く再同調を行うことです。この場合、光によって生体時計の周期が短くなるのは最低体温直後に光を浴びた場合であり、逆に光によって生体時計の周期が長くなるのは最低体温の直前に光を浴びた場合であることを利用したいものです。言うまでもなく、体温は出発地の明け方に最低となります。つまり東方飛行では出発地の早朝の時間帯、西方飛行では出発地の深夜の時間帯に意識的に光を浴びるようにすることで、同調が容易になります。なお第15章で詳しく述べますが、最近発見された腹時計の脳機構（食餌摂取の記憶が48時間持続）を考慮して、海外旅行の2日前から現地の食事時間に合わせて食事をとることでも、同調が容易になるかもしれません。

◎交代勤務者の健康を維持するには

交代勤務型の3大症状は睡眠関連症状、疲労感、消化器症状で、さらに飲酒、睡眠薬、精神安定剤を使用する方も多いようで、その影響も症状に加わってきます。交代勤務者の約80％が睡眠に関する問題を抱えており、そのような方の昼間の睡眠の特徴としては、睡眠の持続の短さ、目覚めやすさ、自律神経系の不安定さが指摘されています。私が医者になった25年以上前には、看護師さんの基本的な勤務形態は、日勤、深夜、準夜の1セットでした。つまり朝8時から夕方16時までの日勤勤務に引き続き、仮眠をとって、その晩の深夜0時に出勤、朝8時までの深夜勤務をこなし、朝帰宅し、翌日16時から24時までの準夜勤務に携わるというパターンです。これが生体時計をまったく無視したひどい勤務形態であることは、読者の皆さんにはもうおわかりいただけると思います。これで、きちんとした仕事内容を求めることのほうが無理、というものです。

最近は生体時計の周期が大多数の人で24時間よりも長いことを考慮して、日勤、日勤、準夜、準夜、深夜、深夜というように、少しずつ、勤務時間帯が遅くズレていくようなスケジュールを組む施設が増えてきていると聞いています。このようなところにも多少ではありますが、生体時計に関する最新知識が応用されているようです。

また夜間の職場は明るくし、夜勤から帰宅するときにはサングラスで光を浴びないようにし、午後の生理的な眠気が来るまで眠らないようにすることが、夜間のミスを減らし、昼間に眠りをとるうえで大切と考えられています。交代勤務者では夜間のメラトニン分泌が抑制されることが予想されますが、最近交代勤務者で発がん率が上昇する可能性が指摘されています。メラトニンがもっている「抗酸化作用」は酸素の毒性から細胞を守る働きですが、これを抗がん作用と捉えている研究者もいます。交代勤務の方は夜勤が増え、その結果夜間に光を浴びる機会が増え、メラトニン分泌が抑えられてしまった結果、発がん率が高まったのではないか、との指摘です。なお近年交代勤務ではなくとも社会的な要因で夜間の行動が促進され、その結果心身の不調を訴える場合があります。これを社会的時差ボケ（social jet lag）と称し、警鐘を鳴らしている研究者もいます。第6章では人種によって生体時計の周期に差があることを紹介しましたが、時差ボケや交代勤務に際して症状に個人差があるのは、生体時計の周期の違いによる可能性も考えられます。

◎睡眠随伴症――寝ぼけから夜尿症まで

睡眠随伴症に分類される覚醒障害、レム睡眠行動異常症、悪夢は、一般的には「寝ぼけ」とされます。覚醒障害は寝入りばなに多い徐波睡眠が浅くなる入眠後1～3時間によく見られますが、あとの2つはレム睡眠と関連し、レム睡眠量の増加する明け方に多く見られます。

覚醒障害のなかの睡眠時遊行症《すいみんじゆうこうしょう》というタイプ、いわゆる夢遊病では徘徊が、睡眠時驚愕症というタイプでは叫び声が特徴です。子どもに多く、思春期にはほとんど自然消失します。

レム睡眠行動異常症は通常レム睡眠時に抑えられるはずの筋活動が抑制されず、夢内容と関連した複雑な行動を患者は起こしてしまいます。自分でけがをしたり、ベッドパートナーを傷つけてしまうこともあります。悪夢は夢にうなされる状態で、動きはありません。

夜尿症も睡眠随伴症に分類されます。成人でも1%ほどの方が悩んでいます。正直なところ、夜尿症のはっきりとした原因はまだよくわかっていません。

◎レストレスレッグズ症候群

睡眠関連運動異常症では、レストレスレッグズ症候群（むずむず脚症候群、下肢静止不能症候群）については知っておいてください。足が主ですが、手足に何とも言えない不快な感覚が生じ、じっとしているとひどくなるので、患者さんはこれを軽減させるために異常感覚部位をこすり合わせたり、たたいたり、あるいは歩き回ったりして、眠れなくなってしまいます。透析中の方に多いのですが、原因はよくわかっていません。100人に1人程度は患者さんがいらっしゃるようです。よく効く薬もありますが、睡眠衛生の遵守がきわめて重要です。

◎長時間睡眠者と短時間睡眠者

2005年に発表された眠りに関連した病気に関する国際分類の7、「単独の諸症状・正常範囲内と思われる異型症状・未解決の諸症状」の項には、長時間睡眠者、短時間睡眠者という文言もあります。これらが病名かどうかについては議論があるでしょう。長時間睡眠者は、毎日の総睡眠時間が10時間以上で、その睡眠時間を確保できないと日中眠気が生じます。短時間睡眠者では一晩の睡眠時間は5時間未満ですが、日中の眠気はなく、日中の行動に不都合もありませんが、睡眠時間が少ないことを心配しています。

従来、長時間睡眠者も短時間睡眠者も、遺伝的に決まっているのではないかと経験的に考えられてきました。事実最近になって、睡眠時間が短い方の中に共通する遺伝子の変異が見つかりました。ヒトにとって必要な睡眠時間に関するさまざまな研究成果が今後出てくる研究の第一歩かもしれません。ただ、短時間睡眠者の割合が最近増えてきていることも確かです。つまり社会的状況の変化によって、ヒトの睡眠時間が減っているようなのです。しかしこの睡眠時間の減少が、ヒトという動物の生存にとって許容できることなのかどうかについては、まだ誰も正解を知らないと思います。

この章のメッセージ

ひょっとしてあなたも睡眠不足症候群？

第12章　睡眠衛生の基本——まずは朝の光を浴びることから

課題　いちばん身近な自然とは、あなたにとって何？

◎午前中から眠くなる子どもたち

図12-1は、小中学生に3、4時間目に眠くなりますか？　と尋ね、よく眠くなる、あるいは時々眠くなる、と答えた児童生徒の割合です。小学生男子の50％、女子の60％、中学では男子の70％、女子は実に80％がハイと答えています。3、4時間目といえば午前10〜12時で、ヒトという生物の覚醒度がもっとも高くあってしかるべき時間帯（図5-4）であるにもかかわらず、このような結果が得られたのです。中学の女子生徒にいたっては、生物学的にきわめて異常な状態にあると考えざるを得ないのではないでしょうか？

２００６年に全国養護教員会が小中高で行った調査結果も紹介しましょう（表12-1）。寝不足だと思うか、という問いにハイと答えたのは、小学生で約50％、中学生で約60％、高校生で約70％。

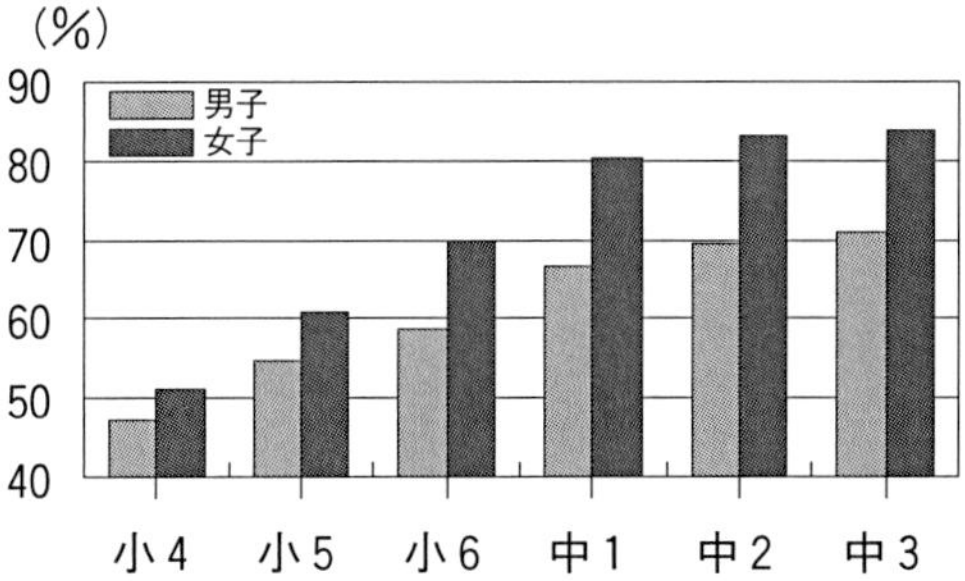

図12-1　3，4時間目に眠くなる小中学生（東京都養護教諭研究会，2005）
「3，4時間目に眠くなりますか？」という質問に対して，「よくある」「時々ある」と答えた児童生徒の割合。

表12-1　寝不足を自覚する小中高生とその原因（全国養護教員会調べ，2006）

◎寝不足だと思っている生徒の割合
小学生（1522人）47.3%
中学生（1497人）60.8%
高校生（ 928人）68.3%

寝不足の原因（複数回答可）	小学生（720人）	①眠れない	43.8%
		②テレビ・ビデオ	39.3%
		③勉強	26.3%
		④家族の寝る時刻が遅い	22.6%
		⑤本・マンガ	21.9%
	中学生（910人）	①テレビ・ビデオ	44.5%
		②勉強	32.2%
		③眠れない	31.1%
		④本・マンガ	25.9%
		⑤電話・メール	23.3%
	高校生（634人）	①電話・メール	42.4%
		②テレビ・ビデオ	38.8%
		③眠れない	27.1%
		④勉強	23.2%
		⑤本・マンガ	21.0%

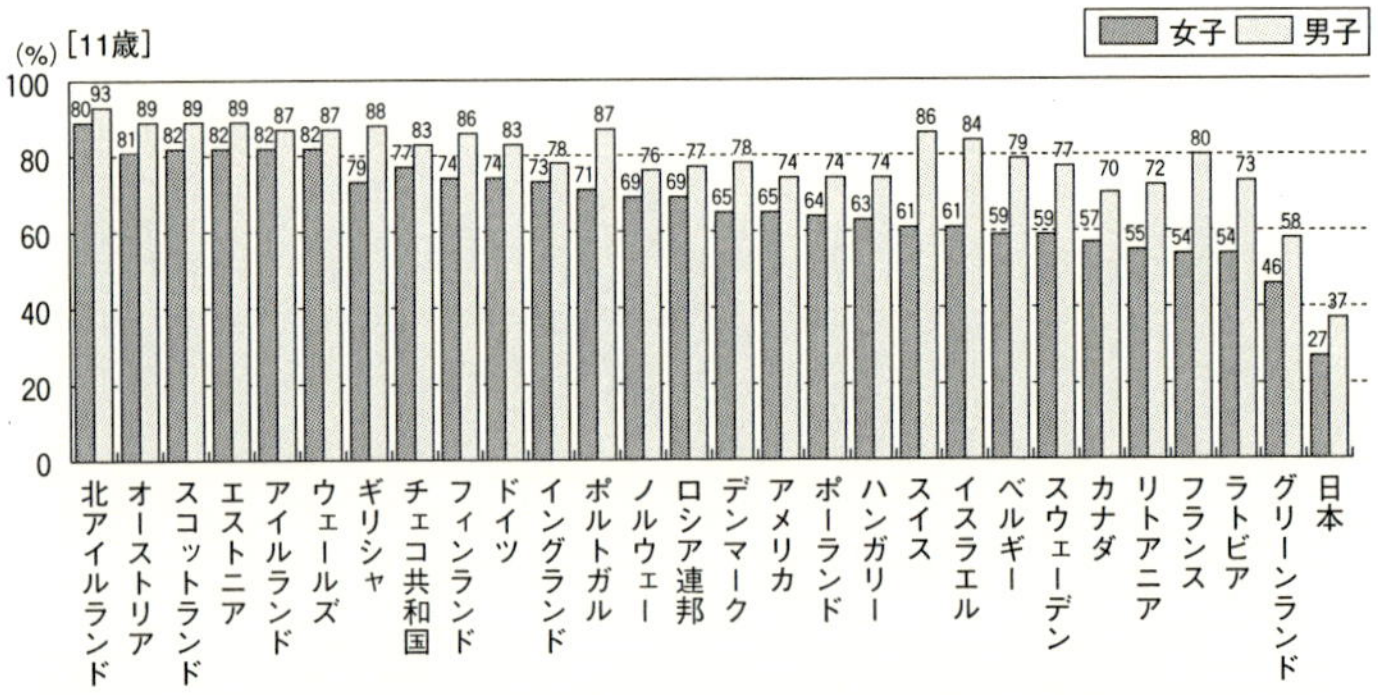

図12−2 「活動的な身体活動」週２回以上実施者の国際比較（ＳＳＦ笹川スポーツ財団，2002）

「活動的な身体活動」とは，30分以上心拍数が120を越える運動のこと。日本の子どもは国際的にみても身体を動かしていない。

ハイと答えたものの中で寝不足の理由を尋ねた結果は表に示すとおりです。この結果解釈についてぜひお願いしたいのは、間違ってもこの結果を小中高生は「眠れない」のだ、睡眠障害だ、医者に行かねば、などと解釈しないでください、ということです。では、どのような解釈が正しいのでしょうか？

表12−1からも、寝不足の原因に過剰なメディア接触がかかわっていることが想像できます。また日本の子どもは、ほかの国と比べても決して身体を動かしているほうではありません（図12−2）。昼間は身体を動かさず、夜になっても過剰なメディア接触で明るい環境にあれば、メラトニン分泌は抑えられてしまいます。ヒトという動物の生理として、眠れるわけがありません。正しい診断は不適切な睡眠衛生です。そして不適切な睡眠衛生に対する適切な対応は睡眠導入剤ではありません。適切な睡眠衛生を施すことに尽きます。すなわち、

1　朝の光を浴びること
2　昼間に明るい環境で活動すること
3　夜は暗い環境で休むこと
4　規則的に食事をとること

に尽きるのです。

この4項目をしっかりとお伝えすることをＳＨＴ《エスエイチティー》（sleep health treatment）として提唱しています（図12-3）。ぜひ皆さんもＳＨＴをすすめてください。

ヒトは寝て食べてはじめて活動できる動物なのです。２００８年北京五輪の水泳で、前人未到の８冠を成し遂げたマイケル・フェルプスも、「僕にできるのは食べて寝て、泳ぐこと」と言っています。

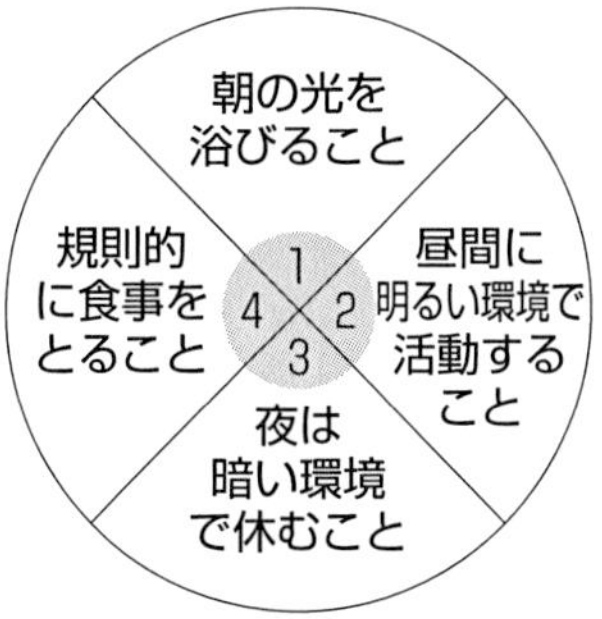

附録で眠気を阻害する嗜好品（カフェイン，アルコール，ニコチン）と過剰なメディア接触を避けること

図12-3　ＳＨＴ（sleep health treatment）の基本は４つ

◎セロトニンとメラトニンを高める行動

第11章で紹介した昼間のセロトニンと夜間のメラトニンを高める８カ条（表11-1）は、当然のことながらこの睡眠衛生の基本の４項目とも相通じてい

ます。タイトルには「子どもたちのための」という枕詞がついていますが、この8項目が子どもにだけ当てはまる項目でないことは、もうおわかりいただけると思います。ただ子どもたちは自らの力と意志で生活習慣を形成することはできません。子どもたちの生活習慣は、周囲の大人たちによって形成されてしまうのです。そこであえて、「子どもたちのための」としたわけです。

はじめの「毎朝しっかり朝日を浴びて」は、睡眠衛生の基本の1そのものです。生体時計の周期を地球時刻に同調させる要因である「朝の光」の役割を強調しています。そして「朝の光」には、セロトニン活性を高める作用もあるのでした。

2番目の「ゴハンはしっかりよく噛んで。特に朝はきちんと食べて。」はリズミカルな筋肉運動である咀嚼の重要性を述べたものです。咀嚼をはじめとするリズミカルな筋肉運動には、セロトニン活性を高める働きがあります。また詳しくは第15章でふれますが、食事をとった時刻は、脳が48時間は覚えています。朝の光とともに生体リズムを確立するうえで食事が重要な要素であることも、この項目では理解していただきたいと思います。

3番目の「昼間はたっぷり運動を」は、リズミカルな運動によるセロトニン活性の上昇に加え、昼間に受光することでの夜間のメラトニン分泌が促される可能性も考慮しての項目です。

◎昼寝と夜ふかし

次の「お昼寝は早めに切り上げて」「テレビビデオはけじめをつけて、時間を決めて」「寝るまでの入眠儀式を大切にして」は、直接にセロトニンやメラトニンを高める働きのある項目ではありませんが、夜の眠りを保つうえでの注意点としてあげています。

昼寝については、あまり遅くまで昼寝をしていると夜の就床時刻が遅くなることが心配なことからあげています。保育園で行われている半ば強制的な昼寝のせいで、子どもたちの夜ふかしが進んでいる、という主張がある一方で、昼寝をしないでは子どもたちの休養が保証できない、とする主張もあり、しばしば議論となります。私は昼寝は必ずしも必要なわけではない、という立場で、必要なお子さんにはとっていただいては、と考えています。

また私は以前は、午後3時半以降の昼寝は避けて、と申し上げていたのですが、あるお母さんから、「うちの子は、午後1時半から4時半まで昼寝をして、午後6時には夕飯を食べて、午後7時半には寝ます。それでも昼寝から起こしたほうがいいのでしょうか？」と質問を受けました。私はお伺いしました。「朝は何時に起きていますか？　午前中のご様子は？　お食事は？」お答えは、「朝は6時には起き、午前中は元気一杯、食事は3回たっぷり食べる」でした。そこで私の答えは、「夜ふかしにはなっていないのですから、昼寝を早めに切り上げる必要はありませんよね」でした。

たしかにこのお子さんは、他のお子さんよりも睡眠時間は多いのかもしれません。しかし早起きをし、午前中は元気に過ごし、早寝をしているのです。まったく問題はありません。望ましい生活習慣の条件（朝の光を浴び、昼間は身体を動かし、夜は暗いところで寝て、食事をきちんととる）をすべてクリアしています。実はこれ以前も、私は何時に寝よう、何時に起きよう、何時間寝よう、ということは決して申し上げず、極力数字は出さないようにしていたのです。ところが昼寝については数字を出してしまっていたのでした。数字は出してしまうと、その数字のみが独り歩きしてしまうのです。たとえば起床時刻。○時に起きよう、と言ったとします。するとお母さんの中には、今日は起きる時刻が○時15分になってしまった、というような、あまり本質的ではないことで悩む方も出てきてしまうのです。ですからこのご質問をいただいたあとは、「夜ふかしになるなら、昼寝は早めに切り上げて」と提唱するようにしています。

◎過剰なメディア接触が眠りを奪う

過剰なメディア接触の問題点としては、

1　依存性
2　犯罪
3　奪うもの（眠り、運動、対面での対人関係＝生身の人間との接触、活動等）

があります。依存性については、ゲーム依存症のため寝ずにゲームを続けて亡くなってしまったケースも、韓国では報道されています。犯罪については被害者になるばかりでなく、何気ない携帯電話等メディア上のやりとりにより、知らずに加害者となってしまう場合も少なくありません。また覚醒剤等の売買に、おそらく携帯電話はなくてはならないツールでしょう。奪うものについては、生身の人間との接触機会の減少を強調しておきたいと思います。ヒトは生身の人間との接触を通して、その表情やボディ・ランゲージから相手の意図を知り、言葉を覚え、対人関係のノウハウを学んで人間として成長するのです。相互の顔を見ながら情報をやりとりすることのない現在のメディアでは、このような対人関係のノウハウを学ぶことはできません。

なおポルトガルは、世界有数の夜ふかし国家です（表1-1）。ファドと呼ばれるエネルギーに満ちた力強い歌のショーが、中～高級のレストランでは午後10時ごろより始まる一方、下町の小さな食堂などでは、店員・客の区別なくファド好きが歌うのだそうです。これはきわめて明るい夜ふかしなのではないでしょうか？　深夜にメディアと個別に相対している、生身の人間との接触のない暗い日本の夜ふかしとの相違を感じます。生身の人間との接触のない暗い夜ふかしではセロトニン活性が間違いなく低下するでしょうが、明るい夜ふかしではセロトニン系の活性は逆に高まるのかもしれません。

◎「入眠儀式」は安心のためのおまじない

次は「入眠儀式」です。「入眠儀式」というと堅苦しく感じるかもしれませんが、「寝るまでの段取り」あるいは「寝る準備」としてはどうでしょう。皆さん実は、意識しているかどうかは別にして、寝ようとしてから寝るまでの行動というのはだいたい決まっているのではないでしょうか？

歯を磨く、寝間着に着換える、CDをかける、明日の持ち物を確認する、等々です。よくよく考えてみれば、寝るという行動は非常に無防備で、ある意味危険きわまりない行動です。ですから身の回りの安全を確認し、安心しないと「睡眠中枢」が働くことができないのではないでしょうか。「睡眠中枢」が働くためには安全の確認が大切なのではないか、と私は考えています。つまり眠るためには、「これで安心して眠れる」という、自分なりの確信を寝る前にもつことが大切で、決まりきった段取りをこなす、ということが安心を確信するには大切なのだと思います。一定の手順を無事に踏むことができるほどに安全だと、自分で確認するというわけです。方法や手順は、もちろん人それぞれです。

「暗いお部屋でゆっくりおやすみ」は7番目の項目になりますが、夜の光のとんでもなさに対する注意です。夜の光には、メラトニンの分泌を抑え、生体時計の周期を延ばす作用がありますし、最近では生体時計の働きそのものが抑えられてしまう可能性も指摘されているのでした。

◎「気合いで早起き」の科学的根拠

最後の項目ですが、多くのヒトの生体時計の周期は地球の1日である24時間よりも長いのでした。生活習慣はともすれば悪循環（夜ふかし→朝寝坊→慢性の時差ボケ→眠れない）に陥りがちなわけです。この悪循環を断ち切らなければなりません。そのためにはまずは早起きをして、朝日を浴びることが生物学的な意味からも重要だ、と繰り返し申し上げてきたつもりです。また実際上も、昨日まで深夜0時まで起きていたのに、今日から午後8時に寝ようとしてもそれは無理です。まずは朝しっかりと起き、昼間は身体を動かし、その結果二次的に早寝を期待するという段取りが、理屈のうえからも、実際上も適切な早寝導入法といえるわけです。ただこれはあくまで理屈です。2、3日でリズムができるなどとは考えないでいただきたいと思います。大変な作業です。2、3週間は当たり前、ときには数カ月もがんばりを続けなくてはいけない場合もあるかもしれません。そしてまた、せっかくついた早起き早寝の習慣も、クリスマスやお正月には容易に元に戻ってしまうこともあるでしょう。でもまたがんばってほしいのです。周期24時間の地球で生きる動物であるヒトは、朝の光を浴び、昼間行動し、夜暗い環境で眠ることで、その潜在能力が最大限に発揮されるのです。

ではどうやって早起きをするか、ということですが、早起きには気合が大切、というデータを紹介しておきます（図12-4）。健常な状態では、コルチコステロイドというストレスホルモンは、朝にもっとも多量に分泌されることはすでに紹介しました（図6-1）。コルチコステロイドホルモンの分泌を刺激するACTHという脳下垂体から分泌されるホルモンも、コルチコステロイドと同じように、健常な状態では朝に濃度がもっとも高くなりますが、このACTHを夜間連続測定した実験結果です。

15人の被験者に対し、あらかじめ朝6時あるいは9時に起こす旨を伝えておきます。伝えておいたとおり、朝6時、9時に起こすことに加え、9時に起こす旨伝えておいたにもかかわらず、6時に起こす、ということも行いました。つまり、

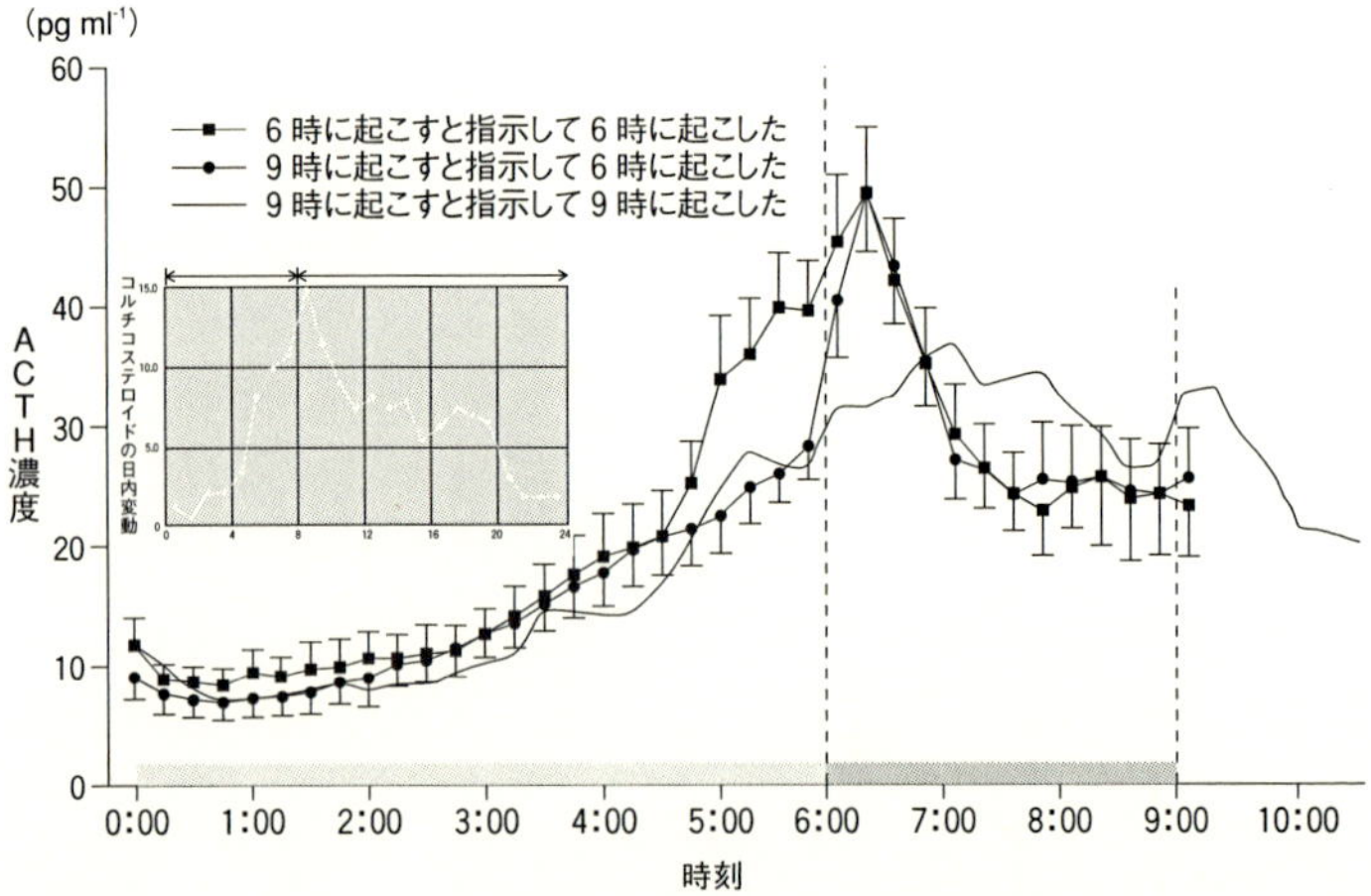

図12-4　指定された起床時間とＡＣＴＨ分泌量の関係（Born J, et al., 1999）
コルチコステロイド分泌を促すＡＣＴＨは，朝起きたい時間の前から分泌が始まる。つまり，気持ちのよい目覚めには気合が大切。

①9時に起こすと伝え、実際9時に起こす
②6時に起こすと伝え、実際6時に起こす
③9時に起こすと伝え、実際には6時に起こす

の3つの場合を作り、それぞれで夜間15分おきにＡＣＴＨを測定しました。その結果午前4時半までは3つの場合に差異はありませんでした。そして、9時に起こす旨伝えられていた①の場合には、9時に向かって穏やかなＡＣＴＨの上昇が見られました。ところが、6時に起こす旨伝えられていた②の場合には、4時半以降ＡＣＴＨが上昇をはじめたのです。すなわち、あらかじめ指定された起きる時間に先行して内分泌環境が変化を始め

ていたのです。そして当然ですが、9時に起こすと伝えておいて6時に起こした③の場合には、6時の段階では①と同じであったACTHの値が、起こされた段階で急激に上昇したのです。そして③の場合が、決して気持ちのよい目覚めではないことは想像できるのではないでしょうか。

この実験からわかることは、朝気持ちよく起きるためには、明日の朝何時に起きるぞ、と気合をいれて寝ることがポイントかもしれない、ということです。

◎ヒトの身体はもっとも身近な自然

さて8カ条を振り返って、何をお感じになったでしょう。私としては、当たり前ですが、ヒトはロボットではない、人工物ではない、ヒトの身体は自然そのものだ、ということを再確認していただきたいのです。多くの方が、「ヒトの身体はもっとも身近な自然」という当たり前のことを忘れているのではないでしょうか。ヒトの身体は太陽の下、24時間周期で動いている地球で生まれた自然なのです。あなたにとってもっとも身近な自然が、あなたの身体なのです。あなたはあなたの身体をコントロールしている気になっているかもしれませんが、あなたの身体は地球という大きな自然の中で育まれ、コントロールされているのです。どうか自然に対する謙虚さを、自らの身体に向け、身体の声に耳を傾け、大脳がついつい無視しがちな脳幹や生体時計と折り合いを上手につけながら日々を過ごしていただきたいと思います。自らの身体を大事にしてください。もっとも身近な自然である身体に、畏《おそ》れと謙虚さをもち、かつ奢《おご》りを捨て相対することが大切と感じています。

あっと！@データ

自然に「服従」半数超え

「エコ」が政府や企業の売り文句となり、小学生が地球温暖化を学ぶ今日。何をするにも環境や自然に気をつかう時代になった。だが、半世紀前の自然観はまったく違った。国民性調査では、60年代には「自然を征服してゆかなければ」が「従わなければ」を上回っていた。

「服従」が「征服」を超えたのは73年。水俣病など４大公害の訴訟、光化学スモッグ、「公害国会」など、経済成長至上主義のひずみが噴出した時期と重なる。

この流れは一過性にとどまらず、93年には「自然を利用しなければ」を抜いて服従派がトップに。前年にブラジルで「地球サミット」が開かれ、地球環境問題への関心が盛り上がった時期だ。08年にはついに服従派が過半数に達した。（安田朋起）

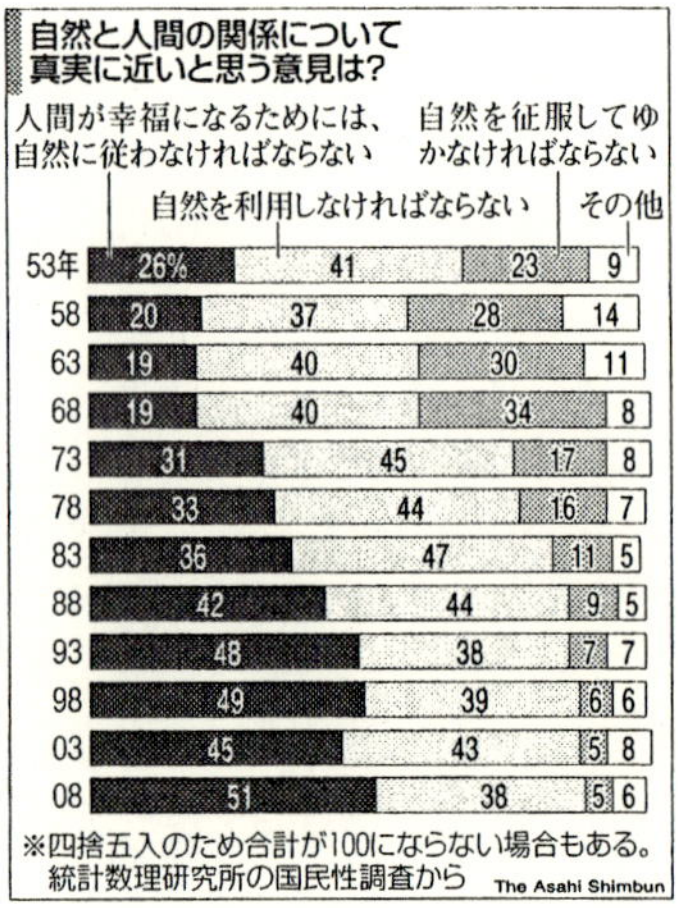

図12−5　自然と人間の関係をどう思うか？（「朝日新聞」2009年９月５日）

２００９年９月５日付の朝日新聞に「自然に『服従』半数超え」という記事が掲載されていました（図12-5）。自然と人間との関係について、人間が幸福になるためには、「自然に従わなければならない」とする回答が、２００８年には51％と半数を超えたとする記事です。ちなみに人間が幸福になるためには、「自然を征服してゆかなければならない」とする回答は、２００８年には５％でしたが、１９６８年には34％に達していました。なお１９６８年に人間が幸福になるためには、「自然に従わなければならない」とする回答は19％に過ぎませんでした。エコが幅を利かせている現在の自然観は、40年前と一変したとも言えるでしょう。

『黄帝内経《こうていだいけい》』という中国医学のバイブルがあります。紀元前4～3世紀ごろ、春秋戦国時代の斉国でまとめられ始めた、と考えられています。「養生思想」とは、心身の健康を増進して長生きを達成するための技法、生き方を探究するものですが、『黄帝内経』に至って、中国医学の中で一つの部門として確立された、とされています。事実『黄帝内経・素問《そもん》』の第一篇「上古天真論篇」では、もっぱら養生法が論じられています。『黄帝内経・素問』の養生論の基本は、大きく分けて静と動の統合、「天人相応」の思想、節制を守る、の三つに分けられます。このうち「天人相応」が、自然と人間との関係を論じています。曰く、天地自然は人間生命の源泉であって、人と自然との間に不可分の関係があり、四季気候変化のリズムに順応すれば、健康を保つことができるが、これに逆らえば病気になる、という認識です。「春三月、……養生之道也。……。夏三月、……養長之道也。……。秋三月、……養収之道也。……。冬三月、……養蔵之道也。……。」とあります。春は生じ、夏は長じ、秋は収し、冬は蔵する、という四時の気候変化に適応すべきことが、健康保持に大切な「養生」であることを強調しています。また『黄帝内経・素問』「宝命全形論篇第二十五」にも、「人以天地之氣生。四時之法成」（東洋学術出版社刊によるこの部分の現代語訳は「人は天地の大気と水穀の精気に依拠して生存し、四時の生長収蔵の規律に順応して成長している。」）とあります。２０００年以上前からある養生法と自然観は、今の私にも無理なく理解できそうです。

この章のメッセージ　**ヒトは寝て食べて、はじめて活動できる動物**

第13章　眠りの社会学――寝不足のまま働きつづける日本人へ

課題　イソップ童話「ウサギとカメ」から学ぶことは？

◎「ウサギとカメ」、もうひとつの読み方

有名なイソップ童話に、「ウサギとカメ」の話があります。足が速いことに油断して眠っていたウサギを遅速のカメが追い抜いて、競争に勝ったという話から、慢心を戒め、堅実な努力の尊さを教える寓話です。その教訓自体には、何ら異論はありません。でも、この話によってウサギが怠惰や慢心の代表例とされるのは、いかがなものでしょうか。ウサギは「うさぎうさぎ、なにみてはねる、十五やお月さんみてはーあーねーる」のわらべ唄からもわかるように夜行性の動物で、昼間、眠くなるのは当然です。一方多くのカメは昼行性ですから、通常昼間は眠くなりません。つまり、ウサギは怠惰だから寝てしまったのではなく、昼間は起きていることのできない動物だから眠ったわけですし、カメは努力家だから寝なかったわけではないのです。したがって、勤勉性と眠りを結

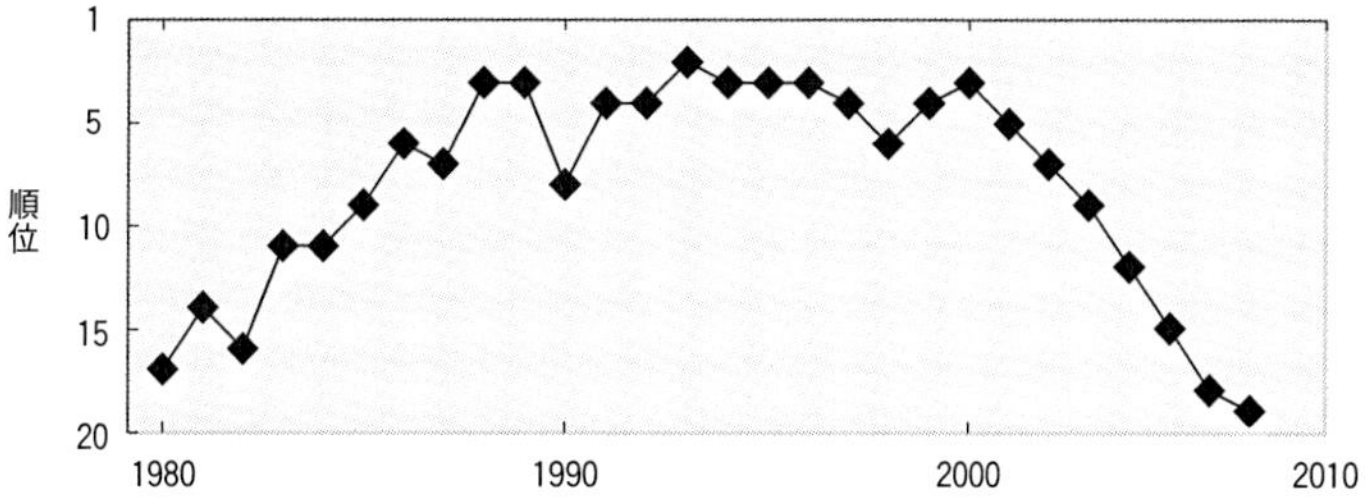

図13-1　一人当たりのGDPのOECD内での順位

びつけて考えることにはおおいに無理がある、と思います。これは、自分に有利な昼間に勝負を持ち込んだカメの賢さを教訓とすべき話なのではないでしょうか。

◎日本人の睡眠時間と労働生産性

ここ45年の日本人の睡眠時間の変化を、NHKのデータに基づいて図1-3に示しました。45年で51分短縮しましたが、1995年以降は減り方がゆるやかになっています。ある意味ヒトの睡眠時間の下限なのかもしれません。また図13-1は日本人一人当たりのGDPのOECD内の順位です。1993年には過去最高の2位でしたが2000年の3位以降急激に低下、2006年以降は15位にも達していません。睡眠時間が下限に達したあと6年を経て、一人当たりのGDPのOECD内の順位は急激に低下しているのです。労働生産性の世界比較では、2007年、日本の順位は先進7カ国で最下位、OECD加盟30カ国中20位です（表13-1）。

また日本は週50時間以上労働している就業者の比率が世界で唯一、25％を超えている残業立国です（図13-2）。もっとも最近、週の労働

表13-1　世界各国の労働生産性（財団法人 日本生産性本部，2008）
「労働生産性」とは一定時間内に労働者がどれくらいのＧＤＰを生み出すかを示す指標。2007年の結果は，アメリカを100とすると，日本は71。これはＯＥＣＤ（経済協力開発機構）加盟30カ国中第20位，主要先進７カ国中では最下位。

順	国名	労働生産性	順	国名	労働生産性
1	ブルネイ	110,101	21	デンマーク	69,624
2	ルクセンブルク	109,277	22	サウジアラビア	66,704
3	ノルウェー	98,801	23	イスラエル	65,996
4	米国	91,145	24	アイスランド	65,708
5	アイルランド	85,034	25	スイス	64,744
6	ベルギー	82,283	26	スペイン	64,003
7	シンガポール	80,001	27	日本	63,952
8	マカオ	79,166	28	マルタ	57,832
9	ギリシャ	78,558	29	キプロス	55,868
10	香港	78,548	30	スロベニア	50,440
11	フランス	78,050	31	ニュージーランド	50,226
12	オーストリア	75,993	32	韓国	48,078
13	イタリア	74,367	33	チェコ	47,049
14	カナダ	72,448	34	ハンガリー	46,822
15	オランダ	71,983	35	ポルトガル	42,656
16	オーストラリア	71,857	36	ボツワナ	42,365
17	スウェーデン	71,557	37	スロバキア	41,528
18	ドイツ	71,479	38	エストニア	39,396
19	英国	70,698	39	ポーランド	38,620
20	フィンランド	70,520	40	クロアチア	36,697

※単位は購買力平価換算 US ドル（世界銀行換算レート）

時間が60時間を越える労働者の割合は減ってきた、という報告もないわけではありませんが、まだ「残業が減った」と断定できる段階ではありません。また日本人の睡眠時間は総務省の調査でも年々減少、その結果は毎日新聞では「寝不足で懸命に働く日本人」とまとめられています（2007年11月4日付）。日本人は睡眠時間を削って残業をし、きわめて効率の悪い仕事をしている、とまとめることに無理があるでしょうか？　時間をかければはかどるという幻想が背景にあるのかもしれませんが、結果を伴ってはいないのです。寝不足で懸命に働いている気にはなっているのですが、成果が上がっていない、という寂しい状況が浮かび上がってきます。

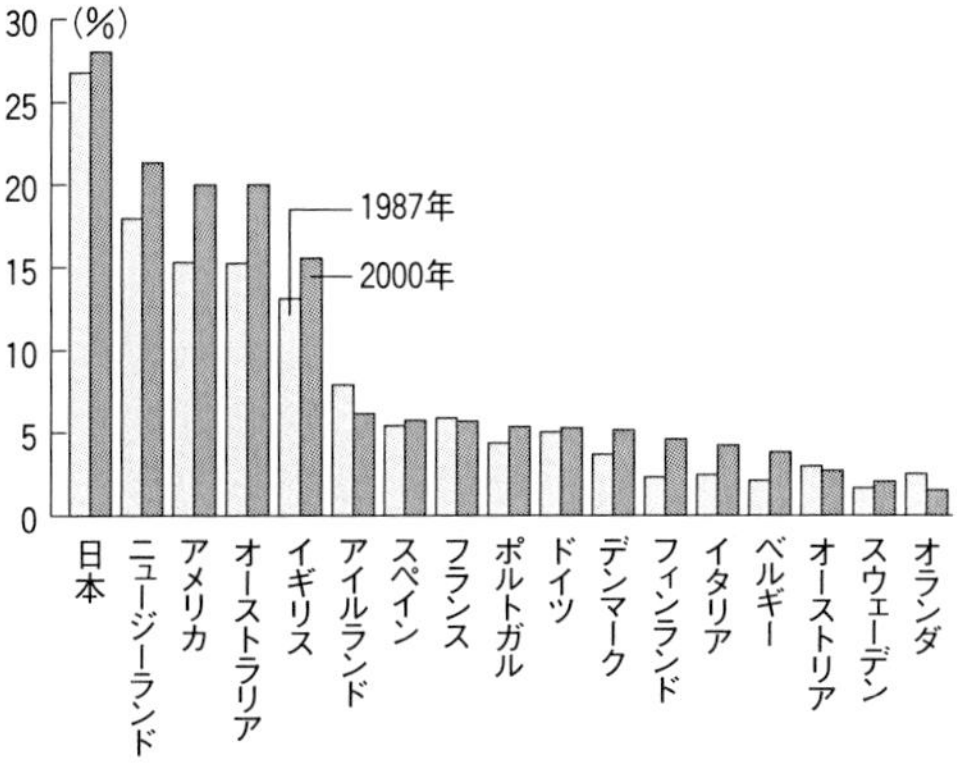

図13-2　週に50時間以上労働している就業者の比率（「朝日新聞」2007年2月8日，2004年発表の国際比較データから）

たしかに勤勉な日本人は、夜ふかしの問題点を知らなかったがために残業を受け入れている、という側面もあるかもしれません。しかしこの「知らなかったこと」がもたらす結果は、あまりにも重大です。そして眠りを削って残業を続けた末の自殺、という話も耳にします。実際日本の自殺者は1997年以降急増、毎年3万人を超えています（図13-3）。

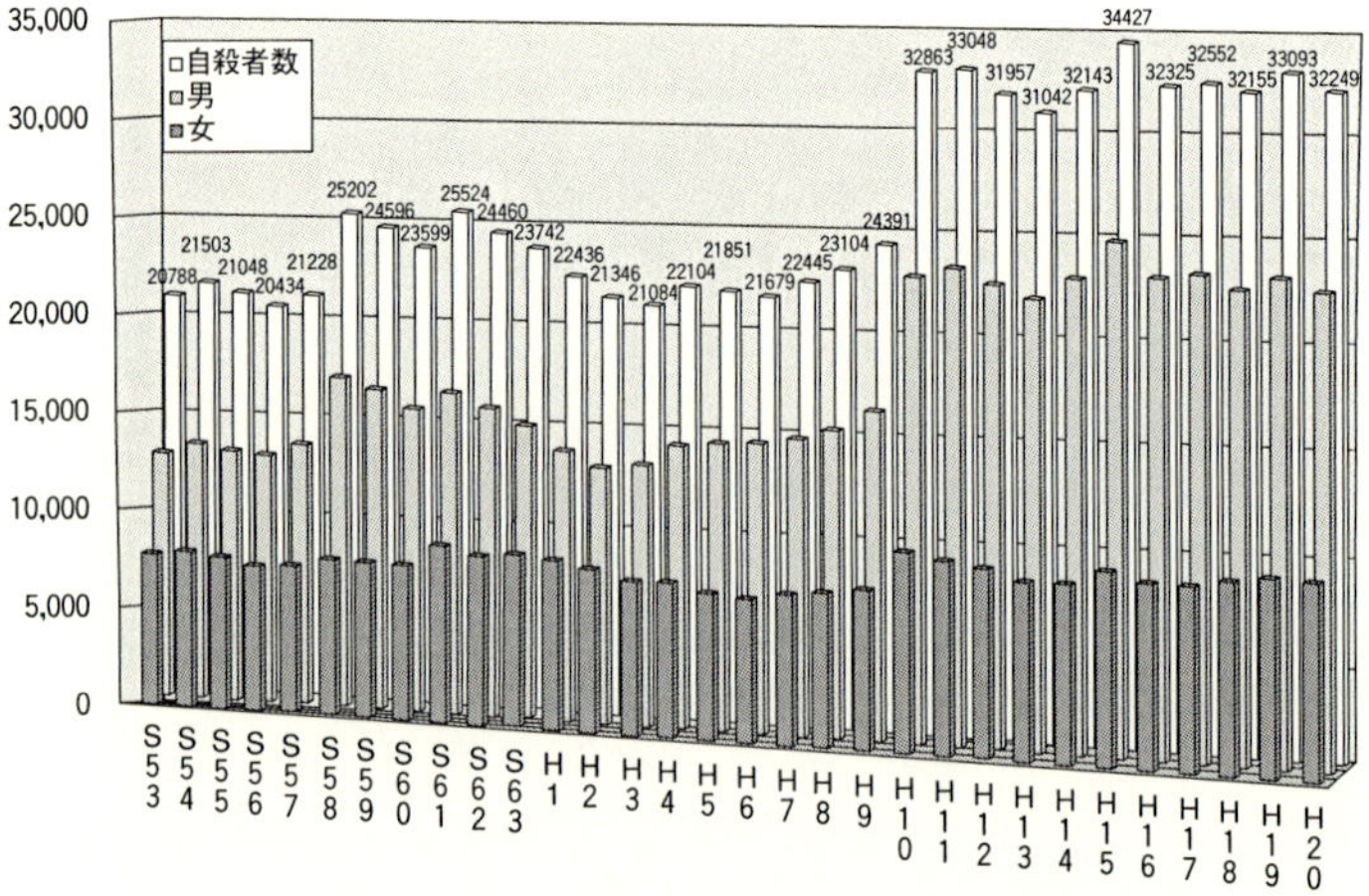

図13-3　日本の自殺者数の推移（警察庁発表）
1998年（平成10年）以降自殺者が急増，３万人を越える。

図1-3に重ねると、睡眠時間が7・5時間を切ったあとまもなく、自殺者が急増していることがわかります（図13-4）。そして繰り返しになりますが、睡眠時間が7・5時間を切ったあと6年を経て、一人当たりのGDPのOECD内の順位は急激に低下しているのです。第4章でも学んだように、睡眠不足は命のリスクであり、社会のリスクなのです。

◎精神論はどこまで通用するか

表1-1、表1-3からもわかるように、総じてアジアの人々は夜ふかしで、睡眠時間が短くなっています。寝不足は脳と社会と命のリスクであるのに、なぜ眠りを削るのでしょうか？　小さいころから寝る間を惜しんで勉強しろ、と言われて育った韓国系アメリカ人といっしょに考えたことがあります。彼はその理由を以下の

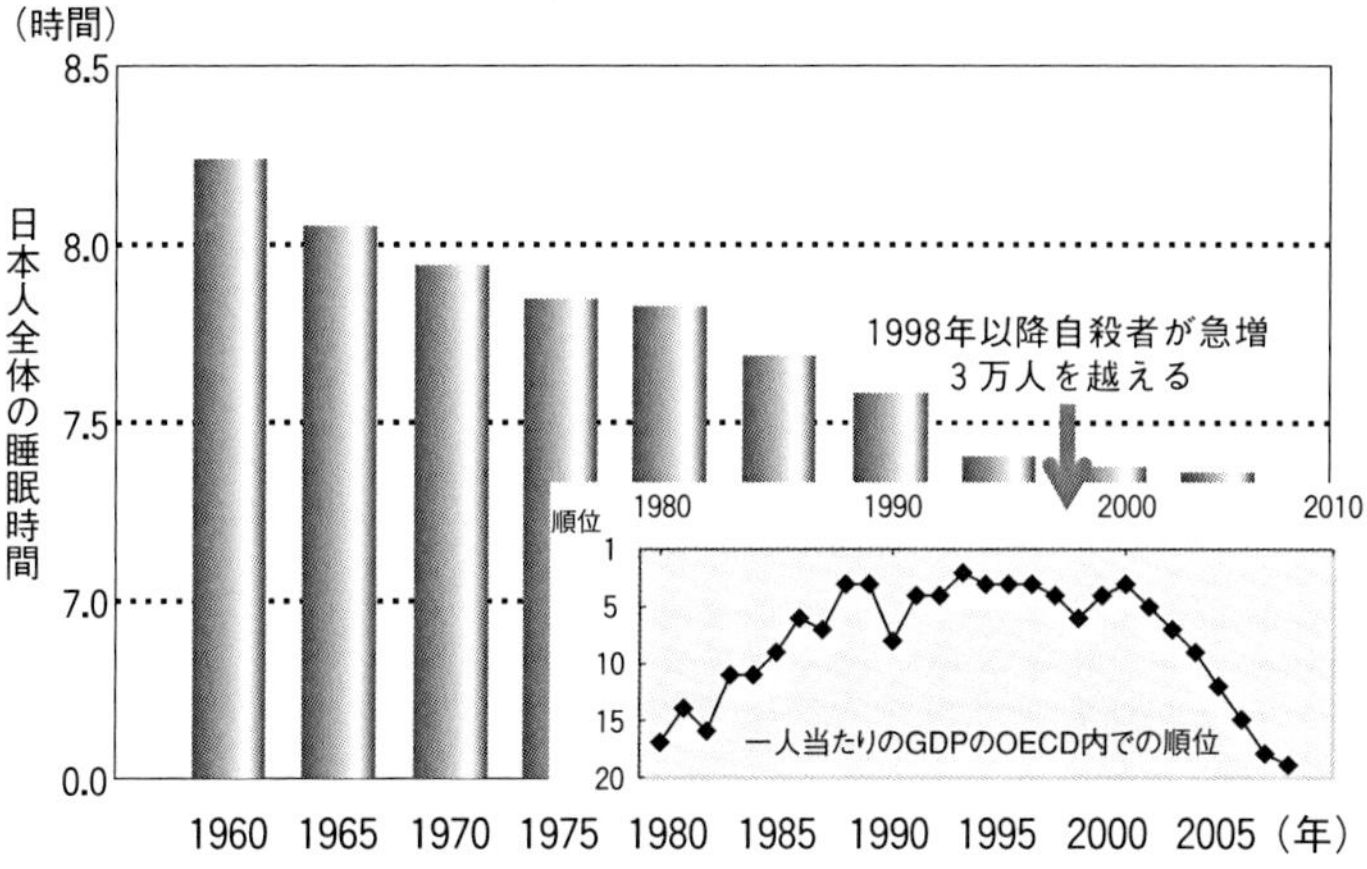

図13-４　日本人の睡眠時間（図１－３），一人当たりのＧＤＰのＯＥＣＤ内での順位（図13-１）を重ねてみる

睡眠時間が7.5時間を切った1995年の６年後，2001年以降順位は続落。

3つにまとめました。

1　長時間一生懸命に勉強することが学力向上には不可欠で、学力向上が特権のある、高収入の仕事に就く前提条件で、そのような仕事に就くことが幸福な人生のカギ。

2　寝不足には意志と気合で打ち克つことができる。しかし勉学の不十分さを気合で乗り切ることはできない。具体的には試験で答えがわからなければ、気合があっても役には立たない。しかし夜遅くまで勉強して、試験の答えを知っていれば、眠くとも眼さえ開けていることができれば、気合で正解を得て、試験の成績をよくすることができる。

3　もし試験の成績が悪かったことを寝不足のせいにしたら、その生徒は意志と気合がたりなかったと非難される。

なるほど、と分析には感心しました。そしてこの分析はひょっとしたら、一夜漬けには当てはまるかもしれない、とは感じました。ただ、ひらめきは、第4章でも見たように、徹夜では悪くなるのでした。暗記主体の試験形式が問題なのではないか、と考えさせられました。仕分け人としてもご活躍の藤原和博さんは、「成長社会であった20世紀には暗記が大切だったが、成熟社会となった21世紀には暗記のみでの対応は難しい」と指摘しています。成熟社会への変化にあっては、「試験」に関する根本的な発想の転換が必要な気がします。そしてふだんから眠りをおろそかにしていたのでは、十分な脳力（能力）を発揮できないのが明らかなことは、ここまで本書を読んでくださった皆様には十分に理解していただいたと信じています。十分な眠りをとることが、その人のさまざまな意味での力の基本になるのではないでしょうか。

適切な事例ではないかもしれませんが、眠りを重要視している政治家を知りました。『文藝春秋』の２００９年11月号の記事、「小沢さんは鬼でした」小沢ガールズ座談会で、三宅雪子議員が小沢一郎さんの具体的な指導内容を述べています。「なかでも口を酸っぱくして言われたのが、『一日五〇回、辻立ち（街頭演説）しなさい』『他の候補の悪口は絶対に言わない』『睡眠だけはとる』という三ヶ条。」私は決して小沢一郎サンびいきではありませんが、彼のパワーの源の一端を垣間見た気がしました。

◎「眠気を吹き飛ばす薬」の功罪

第11章で、睡眠発作で有名なナルコレプシーに「よく効く薬も開発されています」と書きました。最近欧米では、この薬を交代勤務の方が競って使っている、という話が伝わってきています。またナルコレプシーの患者さんの中にオレキシンがきわめて低い方がいること、オレキシンが少ない方にはオレキシンを補充することが根本療法となる可能性も第11章で紹介しましたが、最近寝不足にしておいたサルにオレキシンを投与したところ、脳の働きが活発になったことが報告されました。どちらの薬も眠気を吹き飛ばす薬、というわけです。これらの薬を用いて起き続けることで脳や身体への悪影響が出るのか否か、まだまだ十分な検討がされているとは言えません。ただ「眠らずに済む薬」が社会で求められていることは確かなようです。一方で、第4章でも学んだように、マウスの実験ですが、アルツハイマー病の方の脳にたまるアミロイドβという物質が、寝ることで減る、という実験結果も報告されているのでした。

◎不眠は自殺の引き金になる？

これまで眠りをおろそかにすることでセロトニンの働きが低下する可能性、そしてセロトニンの働きが低くなることで、心の穏やかさが失われる等の問題点が生じる可能性を指摘してきました。実はセロトニンについては、自殺との関連も最近指摘されています。自殺した方の脳では、とくに前頭前野という部位でセロトニンが減っていることが報告されているのです。前頭前野には行動の判断をする役割があり、衝動性を抑えて心の平静を保つ働きをするのですが、セロトニンがないとこの機能が発揮されず、自殺に発展してしまう、という仮説です。ではセロトニンを高めておけば自殺をしないかというと、必ずしもそうではありません。うつ病の治療としてセロトニンの働きを高める薬を開始したあとにかえって自殺が生じることも、しばしば指摘されています。最近では眠れないこと―不眠―と自殺衝動との関連が指摘され、不眠を切り口とした自殺予防対策を積極的に行っている自治体も出てきています。この観点からも、眠ることの重要性を健康教育の基本と位置づけ、若年齢層からきちんと伝えていくべきでしょう。

◎セロトニンがたりないと目先の欲に流されやすい

セロトニンの濃度がヒトの意思決定にもかかわることを示す実験結果も、最近報告されています。神経経済学、というジャンルでの研究です。大阪大学社会経済研究所のホームページ内の田中沙織准教授の研究によると、目先の報酬を予測しているときは、前頭葉眼窩《がんか》皮質や線条体の下部を通る回路（情動的な機能にかかわる）が活動し、将来の報酬を予測しているときは、背外側前頭葉前野《はいがいそくぜんとうようぜんや》や線条体の上部を通る回路（認知的な機能にかかわる）が活動するのだそうです。そして被験者の脳内のセロトニン濃度が低いときには、短期の報酬予測回路がより強く活動し、セロトニン濃度が高いときには、長期の報酬予測回路がより強く活動するのだそうです。そして脳内のセロトニン濃度が低いときには、実際に衝動的に目先の報酬を選びがち―セロトニンがたりないと、20分後の20円より、5分後の5円を求める―になるのだそうです。

日本人が眠りをおろそかにし、セロトニンの働きが低下、長期的視点を失って、短期の報酬予測にのみ終始してしまうことを危惧します。短期の報酬予測にのみ終始する政治は衆愚政治でしょう。神経政治学とでもいうべき新たな学問分野も必要な時代なのかもしれません。

また2005年から、東京大学では希望学（hopology）プロジェクトが開始されています。希望を失いがちな現代で希望の社会的意味を明らかにすることが目的、とのことです。希望を抱けない方の脳内セロトニンの低下を私は予想します。希望学も素晴らしい視点とは思いますが、ぜひ神経生理学的な視点も導入してはいかがかと思います。社会が○○だから希望が抱けないのではなく、脳が▽△だから希望が抱けない、という視点です。もちろん脳が▽△になったのは社会が○○だからかもしれませんが、希望を抱くヒトという動物の生理的な仕組みを考慮に入れることで、さらに現実に即した対応が可能になるのではないかと考えます。生理社会学（physio-social science）ともいうべき新たな学問領域が、神経経済学も含めた新たな学問領域として必要ではないかと考えています。

◎生きる脳、感じる脳、考える脳

ヒトの脳を3つの層に分けて考えることがあります（図13-5）。

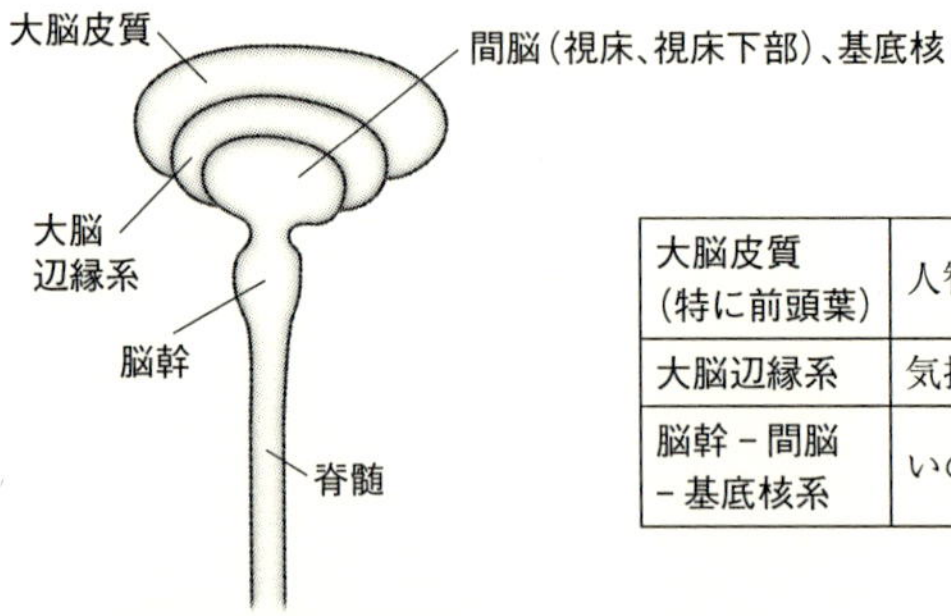

＜前額断面からみた脳の模式図＞

大脳皮質 （特に前頭葉）	人智	考える
大脳辺縁系	気持ち	感じる
脳幹－間脳 －基底核系	いのち	生きる

図13-5　生きる脳，感じる脳，考える脳

1　脳幹－間脳（視床、視床下部）－基底核系
2　大脳辺縁系
3　大脳皮質

の3つです。脳幹－間脳－基底核系では呼吸、循環、生体時計を含む自律神経活動等、基本的な「いのち」の維持を担っています。脳幹－間脳－基底核系は、生きる脳です。その上層である大脳辺縁系は、食欲、性欲、情動と関連し、「気持ち」を担っていると言えるでしょう。大脳辺縁系は感じる脳です。大脳辺縁系の上層には、企画や創造を担う大脳皮質があり、この構造はヒトで高度に発達しています。「人智」の源と言えるでしょう。大脳皮質は考える脳です。つまり、脳幹－間脳－基底核系、大脳辺縁系、大脳皮質は、生きる脳、感じる脳、考える脳、であり、いのちの脳、気持ちの脳、人智の脳、なのです。

世の中では生体時計に都合の悪いことが、そうとは気づかれぬまたくさん行われています。夜スペ（中学校での夜間の補習）、24時間テレビ、サマータイム等々。このようなことを考えつくのは、もちろん人間です。このような思いつきはふつう「工夫」と呼ばれて尊重されます。工夫は脳、先の3層構造では大脳皮質、なかでも前頭葉が作り出したものです。前頭葉は脳幹－間脳－基底核系や大脳辺縁系があって初めてありえるわけで、当然脳幹－間脳－基底核系や大脳辺縁系に不都合なことは「工夫」できないのが道理です。ところが前頭葉（人智―考える）が自信をもちすぎ、脳幹－間脳－基底核系（いのち―生きる）や大脳辺縁系（気持ち―感じる）を無視した「工夫」を次々に出し始めた、というのが現状なのではないでしょうか。地球システムに必ずしも適切ではなくなってしまった人間の存在と似ています。

◎生体時計を考慮した生き方を

私は生体時計を含む脳幹－間脳－基底核系をもっと尊重する必要があると考えています。前頭葉を尊重しないわけではありませんが、脳幹－間脳－基底核系や大脳辺縁系なくして前頭葉は存在し得ないのだ、という当たり前の大原則を確認する必要があるのではないかと感じているからです。いのちや気持ち、生きるや感じるを大切にしてこその人智、考えると言えるのではないでしょうか。それが「生体時計を考慮した生き方」の提唱です。前頭葉（人智）を駆使して提案された「工夫」は、脳幹－間脳－基底核系（いのち）や大脳辺縁系（気持ち）のレベルで検証されて、初めて実現可能となるのです。難しいことではありません。ただもう少し五感を磨き、もう少しだけ、自分の身体の声に耳を傾ける、という習慣に立ち返ることが必要だと思います。これが脳幹－間脳－基底核系（いのち）や大脳辺縁系（気持ち）を大切にすることに直結します。

前頭葉（人智）の暴走を許しては生きていけません。前頭葉（人智）の暴走を許しては、社会そのものの存在が脅かされてしまう危険もあるのではないでしょうか。ヒトはあくまで周期24時間の地球で生かされている動物なのです。ヒトの身体はもっとも身近な自然であるにもかかわらず、あまりにこの大切な自然を無視することが公然と行われすぎている、と感じます。ぜひとも「生体時計を考慮した生き方」や「自分の身体の声に耳を傾ける」ことを、今一度思い返してください。そのことが結局は一人ひとりの充実した「生」につながるのだと思います。

この章のメッセージ

寝る間を惜しんで仕事をしても、仕事の質は高まらない

第14章　リテラシー――自分にとってのベストな眠りとは

課題　何時間眠ればいい？

◎適正睡眠時間を知る目安

突然この章の題を「リテラシー」としましたが、おわかりいただけるでしょうか？　「リテラシー」とはもともとは「読み書き能力」（『大辞林』）を言いますが、最近ではメディアリテラシー、情報リテラシー、あるいはダイエットリテラシーなどという言い方もします。

情報リテラシーとは情報を使いこなす能力のことで、ダイエットリテラシーとは正しいダイエットの知識を身につけ活用する能力のこととなります。私がここでまずご紹介したいのは、スリープリテラシーです。眠りに関する知識を正しく理解し、適切に応用する能力のこと、となります。

よく聞かれる質問に「何時間眠ればいいのか？」があります。そんな方に、図4-4や4-5をもう一度見ていただきたいと思います。多くの方は7～8時間寝よう、とお思いになるのではないでしょうか？　もちろん私たちにとって適正な睡眠時間はいったいどれくらいなのかと考えるのは無理もないことですが、何時間眠れば大丈夫という、誰にでもあてはまるような基準はない、ということには注意が必要です。一人ひとり、健康を維持できる睡眠時間は異なると考えたほうがいいのではないでしょうか。

図4-4や4-5はあくまで調査対象全体の分布を示すのであって、私という個人にとって7〜8時間睡眠がもっとも適しているということを示すわけではありません。実際、3時間睡眠でも健康を維持して長寿の方もいれば、7〜8時間睡眠をとっていても短命の方もいます。もちろん10時間眠ることで健康を維持できている方もいるわけです。したがって、どれくらいの眠りがもっとも適しているかは自分自身が、体調を見極めながら判断すべきことがらであり、マスコミや本から学ぶべきことではないのです。

そして、どれくらいの眠りがもっとも適しているか、を知る目安として、知っておいていただきたいことは、ヒトという動物は本来昼行性で、午前10〜12時には覚醒度がもっとも高くあってしかるべき動物である、ということです。つまり午前中に眠くならずにしっかりと活動ができていれば、基本的な眠りの量、質、生活リズムに大きな問題はないと考えていいだろう、と私は思っています。午後2時前後の眠気が生理的であることはすでに何回か学びましたが、午後2時前後に眠くなった場合には、短時間の居眠りをすることが肝要かと思います。ただ1歳台の赤ちゃんは、まだ午前中に寝る場合もあります。午前中の様子から基本的な眠りの量、質、生活リズムの良しあしを判断するのは2歳以降、とも思っています。繰り返しますが、大切なことは、何も考えずにマスコミや彼や彼女がこうだからこう、というのではなく、自身の身体の声を聴き、自身の頭で考え、結論することなのです。

◎メディア情報の落とし穴

財団法人日本青少年研究所が発表した日米中3カ国の高校生各約1000人の「学習意欲と日常生活」に関する比較調査結果について、大手新聞各社が2005年3月16日の朝刊で伝えています。その伝え方が新聞によって大きく違っていました。メディアリテラシーの観点から参考になると考え、ご紹介します。なおウィキペディアによれば、メディアリテラシー（media literacy）とは、「情報メディアを主体的に読み解いて、必要な情報を引き出し、その真偽を見抜き、活用する能力のこと。『情報を評価・識別する能力』とも言える。ただし『情報を処理する能力』や『情報を発信する能力』をメディア・リテラシーと呼んでいる場合もある。」とあります。

この調査では多くの設問がなされていますが、読売と日経（図14-1）は、どちらも社会面の第2面に記事を掲載していました。読売の見出しは「少年遊びやすく　学なり難し⁉　『ほとんど勉強しない』日本45％　米15％　中国8％」、日経は「日本の高校生『学校外で勉強せず』45％　学習意欲の低さ鮮明に　国際比較　中国8％、米は15％」でした。読売新聞は社説でも、「元気がないぞ日本の高校生」としてとりあげていました。

少年遊びやすく 学成り難し!?

日・米・中 高校生意識調査

「ほとんど勉強しない」日本45% 米15% 中国8%

自分の将来に明るい希望を抱いている日本の高校生は全体の24%にとどまり、米国と中国の3か国中、最低だったことが15日、文部科学省所管の教育研究機関の調査で分かった。将来に備えてしっかり準備しようという米・中に対し、日本は「今が楽しければ」という享楽志向が強く、学校以外では勉強しないという割合も際立って高かった。

調査は、青少年の意識研究・調査などを行っている財団法人「一ツ橋文芸教育振興会」と「日本青少年研究所」が昨年秋、日・米・中の高校生計約3600人を対象に実施。勉強や生活態度、国に対する意識などを聞いた。

それによると、自分の将来を「輝いている」と答えた高校生は、米国46%、中国34%に対し、日本は24%。逆に「あまり良くない」（10%）、「だめだろう」（6%）は米・中を大きく上回り、悲観的な見方が強い傾向がみられた。

また、将来への備えについて尋ねたところ、米・中とも「今からしっかり勉強しておくべき」が多かったが、日本は「若い時は将来のことを思い悩むより、その時を大いに楽しむべき」が半数を超えた。「今一番したい事」も米・中と比べて、「好きなように遊んで暮らす」、「何もしないでのんびり過ごす」が目立ち、「日本の若者が『いかに生きるか』について、明確な理念を持っていないことを示す結果」（同研究所）となった。

平日に学校以外でほとんど勉強しないという日本の高校生は、1980年度調査の26%から45%に大幅増加。米・中と比べても突出した値になっており、昨年末に公表された国際学力調査結果などでも明らかになった「学習意欲の低下」が深刻な状況にあることが裏付けられた。

一方、国に対する誇りを強く持っている高校生は、米・中がいずれも29%だったのに対し、日本は15%にとどまり、米・中の50%前

今一番したい事（%）

	日本	米国	中国
1．何もしないでのんびり過ごす	14.7	6.4	6.5
2．自分の趣味をエンジョイする	40.9	37.0	71.7
3．好きなように遊んで暮らす	38.3	22.5	4.9
4．勉強するなど将来に備えてがんばる	5.7	17.3	16.5
5．その他（米国のみ）	—	12.3	—
無回答	0.4	4.6	0.5

◆将来に備えることについて、どちらに賛成？

日 50.7 48.6 0.7
米 39.7 55.2 5.1
中 19.5 79.8 0.8

その時を大いに楽しむべきだ
勉強しておくべきだ
無回答
（数字は%）

◆学校以外の勉強時間（平日）

日 ほとんとしない 45.0
米 15.4
中 8.1

日本の高校生

「学校外で勉強せず」45%

学習意欲の低さ鮮明に

平日に学校以外の場で勉強しない高校生は中国が八%、米国が一五%しかいないのに、日本は四五%にも達することが十五日、財団法人日本青少年研究所（東京）がまとめた「高校生の学習意識と日常生活」に関する比較調査で分かった。「授業中よく寝たり、ぼうっとする」と答えた生徒の割合も日本が七割強と最高で、学習意欲の低さが改めて鮮明になった。

国際比較 中国8%、米は15%

調査は昨年九—十二月、日米中の高校生それぞれ約千—千三百人にアンケート形式で行い、ほぼ全員の回答を得た。

平日、自宅や塾など学校以外の場でどのくらい勉強するか尋ねたところ、「ほとんどしない」とした生徒の割合は日本が四五%でトップ。二時間以上勉強する生徒は中国が六四%と最も多く、米国三〇%、日本二三%の順で、日本の高校生の勉強時間の短さが際立つ結果になった。

学習態度に関する質問では、日本の生徒の七三%が「授業中よく寝たり、ぼうっとする」と答え、米国の四八%、中国の二八%を大きく上回った。普段、午前零時過ぎに就寝する生徒は米中両国では一割強なのに日本は六割近くを占め、日本の高校生は夜更かしで寝不足気味であることがうかがえる。

授業などで「わからない内容があってもそのまま放っておく」とした生徒は中国一七%、米国二五%に対し日本は四四%。半面、「努力すれば成績が上がると思う」と考える生徒は九割に達し、米中両国とほぼ同じ水準だった。

調査では日常の過ごし方についても聞いた。平日にゲームを「ほとんどしない」とした生徒は日本が五六%で最も多く、中国が四八%、米国が三六%で続く。ただ友達とメールや電話を「ほぼ毎日している」と答えた生徒は五二%で、米国の三一%、中国の六%と大差がついた。

「若い時は将来を思い悩むより、その時を大いに楽しむべきだ」と考える生徒は日本五一%、米国四〇%、中国二〇%の順。同研究所の千石保所長は「日本の高校生の多くは課題を認識しながら行動する意欲は乏しい、ぬるま湯のような意識で生活しているのではないか」と話している。

平日の学校以外での勉強時間
（高校生）0 % 10 20 30 40 50
ほとんどしない
1時間未満
1〜2時間
2〜3時間
3〜4時間
4時間以上
日本 米国 中国

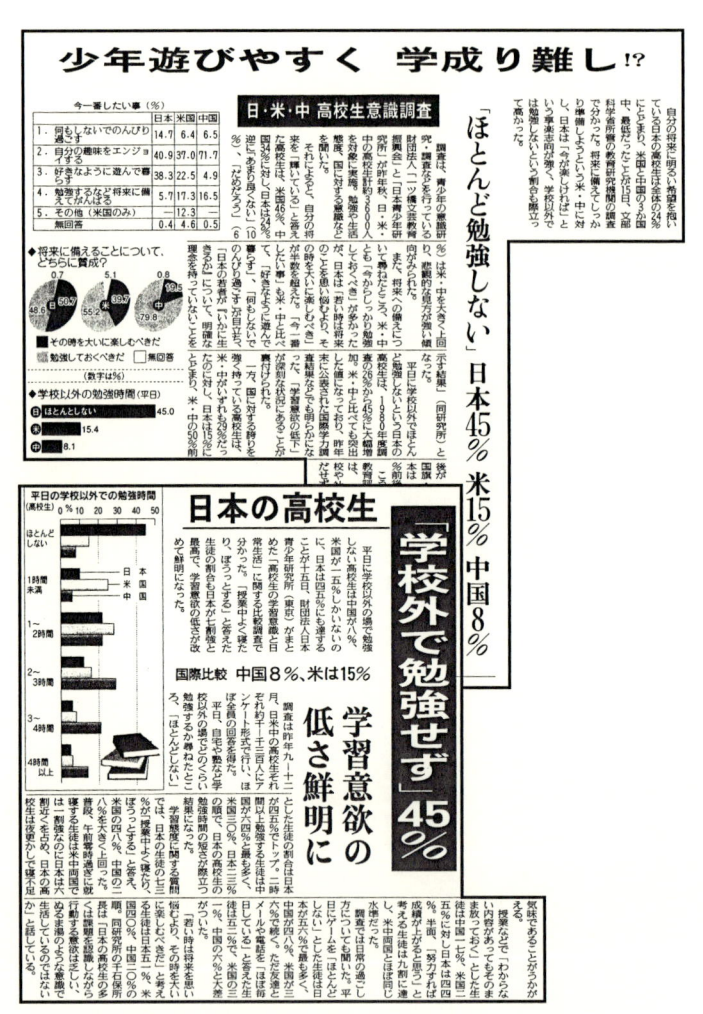

図14−1　「高校生の学習意欲と日常生活に関する三カ国比較調査」の結果を新聞はどう紹介したか（2005年 3 月16日の「読売新聞」（上）と「日経新聞」（下）より抜粋。許可を得て転載，無断転載不可）

ついで産経です（図14-2）。第1面の左側にカラーでグラフ入りの縦ぶち抜きの記事で、見出しは「自己中心で刹那的　日本の高校生　国に誇り51％　親の面倒43％」でした。朝日（図14-3）は2面にベタ記事で「高校生の過半数　就寝は0時過ぎ　『授業中居眠り・ぼうっと』7割」という見出しで載っていました。毎日新聞は入手した14版を見る限り、この調査結果に関する記事は載っていませんでした。

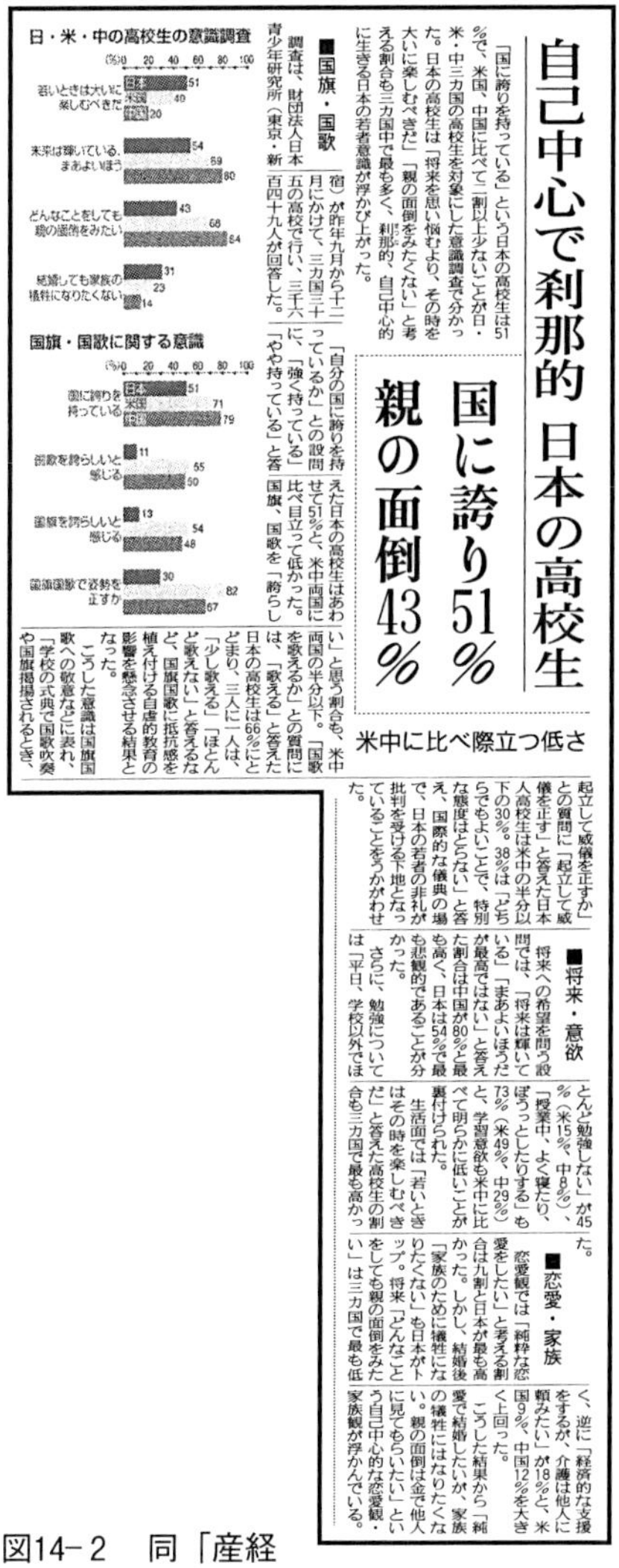

日・米・中の高校生の意識調査
(%)0 20 40 60 80 100
若いときは大いに楽しむべきだ
日本 51
米国 40
中国 20
未来は輝いている、まあよいほう
54
69
80
どんなことをしても親の面倒をみたい
43
68
84
結婚しても家族の犠牲になりたくない
31
23
14
国旗・国歌に関する意識
(%)0 20 40 60 80 100
国に誇りを持っている
日本 51
米国 71
中国 79
国歌を誇らしいと感じる
11
55
50
国旗を誇らしいと感じる
13
54
48
国旗国歌で姿勢を正すか
30
82
67

自己中心で刹那的　日本の高校生

国に誇り51％　親の面倒43％

米中に比べ際立つ低さ

「国に誇りを持っている」という日本の高校生は51%で、米国、中国に比べて二割以上少ないことが日・米・中三カ国の高校生を対象にした意識調査で分かった。日本の高校生は「将来を思い悩むより、その時を大いに楽しむべきだ」「親の面倒をみたくない」と考える割合も三カ国中で最も多く、刹那的、自己中心的に生きる日本の若者意識が浮かび上がった。

■国旗・国歌

調査は、財団法人日本青少年研究所（東京・新宿）が昨年九月から十二月にかけて、三カ国三十五の高校で行い、三千六百四十九人が回答した。

「自分の国に誇りを持っているか」との設問に、「強く持っている」「やや持っている」と答えた日本の高校生はあわせて51%と、米中両国に比べ目立って低かった。国旗、国歌を「誇らしい」と思う割合も、米中両国の半分以下。「国歌を歌えるか」との質問には、「歌える」と答えた日本の高校生は66%にとどまり、三人に一人は、「少し歌える」「ほとんど歌えない」と答えるなど、国旗国歌に抵抗感を植え付ける自虐的教育の影響を懸念させる結果となった。

こうした意識は国旗国歌への敬意などに表れ、「学校の式典で国歌吹奏や国旗掲揚されるとき、起立して威儀を正すか」との質問に「起立して威儀を正す」と答えた日本人高校生は米中の半分以下の30%。38%は「どちらでもよいことで、特別な態度はとらない」と答え、国際的な儀典の場で、日本の若者の非礼が批判を受ける下地となっていることをうかがわせた。

■将来・意欲

将来への希望を問う設問では、「将来は輝いている」「まあよいほうだが最高ではない」と答えた割合は中国が80%と最も高く、日本は54%で最も悲観的であることが分かった。

さらに、勉強については「平日、学校以外ではほとんど勉強しない」が45%（米15%、中8%）、「授業中、よく寝たり、ぼうっとしたりする」も73%（米49%、中29%）と、学習意欲も米中に比べて明らかに低いことが裏付けられた。

生活面では「若いときはその時を楽しむべきだ」と答えた高校生の割合も三カ国で最も高かった。

■恋愛・家族

恋愛観では「純粋な恋愛をしたい」と考える割合は九割と日本が最も高かった。しかし、結婚後「家族のために犠牲になりたくない」も日本がトップ。将来「どんなことをしても親の面倒をみたい」は三カ国で最も低く、逆に「経済的な支援をするが、介護は他人に頼みたい」が18%と、米国9%、中国12%を大きく上回った。

こうした結果から「純愛で結婚したいが、家族の犠牲にはなりたくない。親の面倒は金で他人に見てもらいたい」という自己中心的な恋愛観・家族観が浮かんでいる。

図14-2　同「産経新聞」より抜粋（無断転載不可）

同じニュースソースであっても、新聞の見出しはこんなにも違うのか、新聞の扱い方はこんなにも違うのか、ということを再確認していただければと思います。この件の教訓は、もちろん毎日最低3紙には目を通しましょう、などということではなく、私たちが接している情報にはすでに相当なバイアスがかかり、修飾されている、ということをしっかりとわかって情報に接しなければいけない、情報を鵜呑みにしてはいけない、情報に振りまわされてはいけないということです。

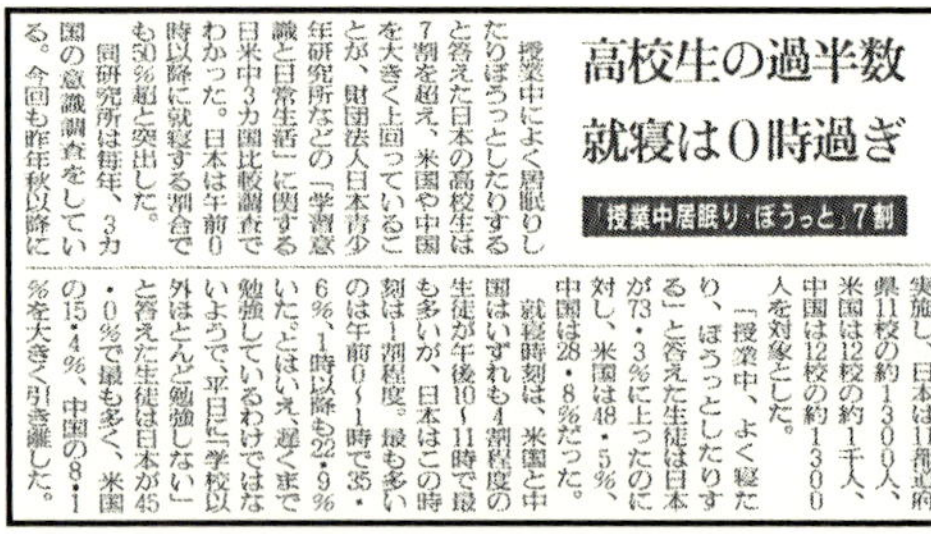
高校生の過半数
就寝は0時過ぎ
「授業中居眠り・ぼうっと」7割

授業中によく居眠りしたりぼうっとしたりすると答えた日本の高校生は7割を超え、米国や中国を大きく上回っていることが、財団法人日本青少年研究所などの「学習意識と日常生活」に関する日米中3カ国比較調査でわかった。日本は午前0時以降に就寝する割合でも50％超と突出した。

同研究所は毎年、3カ国の意識調査をしている。今回も昨年秋以降に実施し、日本は11都道府県11校の約1300人、米国は12校の約1千人、中国は12校の約1300人を対象とした。

「授業中、よく寝たり、ぼうっとしたりする」と答えた生徒は日本が73・3％に上ったのに対し、米国は48・5％、中国は28・8％だった。

就寝時刻は、米国と中国はいずれも4割程度の生徒が午後10〜11時で最も多いが、日本はこの時刻は1割程度。最も多いのは午前0〜1時で35・6％、1時以降も22・9％いた。とはいえ、遅くまで勉強しているわけではないようで、平日に「学校以外はほとんど勉強しない」と答えた生徒は日本が45・0％で最も多く、米国の15・4％、中国の8・1％を大きく引き離した。

図14−3　同「朝日新聞」

◎読み聞かせは脳にも効く

「ＤＶＤで絵本読み聞かせ。」このような記事を目にしました（二〇〇七年四月一一日読売新聞）。見出しには「本に親しむきっかけに」とあります。リテラシーの観点からどのようにお考えになりますか？

絵本の読み聞かせは、読み手が相手の反応をみながら、声の大きさ、調子や抑揚を変えながら行うことが醍醐味です。はやく寝かせようと、一部を飛ばし読みしたりすると、子どもはすぐさま反応します。「飛ばしちゃダメ」。そんなやりとりが絵本読み聞かせの魅力であり、大切なところです。

これは経験論でした。ところが私の大学の同級生、現在日本大学大学院総合科学研究科の泰羅《たいら》雅登教授が、このような経験論の背景にある脳内メカニズムを発見したのです。

まず聞く側の脳ですが、絵本の読み聞かせをされている子どもの脳では大脳辺縁系（気持ちの脳、感じる脳）、泰羅教授のいう「心の脳」の活動が高まることがわかりました。そしてさらに大切なことは、読み手の脳の変化です。お母さんの脳では、絵本をただ音読しているときには活動していなかった前頭前野が、読み聞かせをしているときには実に活発に活動していることがわかったのです。前頭前野はヒトの知恵の源のみならず、イライラ感や衝動性を抑える働きにもかかわっているところです。お母さんの精神的な安定を図るうえからも、絵本読み聞かせは大切なのかもしれません。前頭前野のセロトニンが減ることと自殺との関係については第13章で学びました。脳の仕組みには男女で違いがあるので一概には言えませんが、絵本の読み聞かせをお父さんがすることによって、働き盛りのお父さんの危機回避にもつながるのではないかと期待を寄せたくなってしまいます。たかが読み聞かせ、されど読み聞かせ、と言えそうです。

この章のメッセージ　自分の身体の声を聴いて！

第15章　未解決の問題——眠りのメカニズムは謎だらけ

課題　腹時計って何？

◎新生児微笑——筋肉のピクツキはなぜ起こる？

眺めていてほっとする新生児微笑（図2-1）ですが、微妙な表情をつくるさまざまな表情筋が収縮する（ピククク）ことで、「微笑」に見えることがあるのでしょう。ではこの寝ている最中の筋肉の収縮（ピクツキ）は一体どうして起きるのでしょうか？　赤ちゃんは楽しい夢を見て微笑んでいるのでしょうか？　新生児微笑は表情を司る筋肉のトレーニング、とする考え方もあるようですが、残念ながらどういう理由や目的で筋肉が収縮するのかはわかっていません。ただレム睡眠のときや浅い眠りの最中に筋肉がさかんにごくごく短い時間（数十ミリ秒から数秒）の収縮なのですが、活動することがわかっています。

また寝入りばなの赤ちゃんを眺めていて、顔ではなく手足がピクッとすることに気づかれたことも多いのではないでしょうか？　大人になっても、寝入りばなにピクッとして目覚めた経験は多くの方がおもちなのではないでしょうか？　このとき同時に転んだり、高いところから落ちたりする感じを伴うことも少なくないといわれています。これらは皆同じく、ごくごく短い時間の筋肉の収縮なのです。ただ何のために、あるいはどうしてこのような筋肉の活動が起きるのかについてはよくわかっていません。

◎腹時計――食事時間と生活リズム

毎日決まった時刻に食事をとっていると、その時刻が近づいてくるとおなかが空いてきます。「腹時計」の仕業です。ラットは夜行性です。そこでラットは通常昼間にはえさをとりません。ただし、えさを夜に与えないで、昼間にのみ与えるようにすると、夜行性のラットでも昼間にえさをとるようになります。「腹時計」に従った行動です。「食事」が「朝の光」とともに動物の生活リズムを規定する重要な因子であることは、経験的には知られていました。「朝の光」は、脳内の視交叉上核《しこうさじょうかく》にある生体時計に、眼に入った光刺激が神経を伝わって作用して、周期が24時間よりも長い生体時計の周期を短くして周期が24時間である地球時刻とのズレを直すのです。

一方「腹時計」については、最近になって視床下部の背内側核《はいないそくかく》に存在すること、またこの時計がえさをとるタイミング（食事のタイミング）に合わせた時刻を刻んで、動物の行動をコントロールしていること、がわかりました。約48時間は食事をとった時刻を記憶しているようです。第11章でも学びましたが、この腹時計をうまく使うことで、時差ボケに対応できるかもしれません。

◎午前睡――現時点ではすすめられない

ヒトは昼行性です。そして一般的には午前10時から12時に覚醒度がいちばん高くなります（図5-4）。ただし幼少期には長時間連続した眠り、あるいは覚醒の維持が難しく、睡眠覚醒が細切れです（図5-1）。その結果生後15カ月ほどまでは午前中に寝ることも珍しくありません。私は午前中にしっかりと目が覚めるのは、2歳以降と考えています。つまり2歳以降になっても午前中に寝てしまうことは、動物としてのヒトの本来のリズムとは相容れないと私は考えています。

ところが一部の保育園では、積極的に子どもたちを午前中に寝かせているところもあります。そして子どもたちは皆元気に過ごしている、とおっしゃるのです。ではなぜ本来相容れない生活リズムであっても、現実に「午前睡をして元気な子どもたち」がいるのでしょう？　おそらくそれは「慣れ」、あるいは「習慣」のせいではないかと私は考えています。「習慣」が生活リズムを形成するうえできわめて大切なことを、多くの方は実感していますし、「習慣」が本来の生活リズムを凌駕できることは、昼間にえさをとるラットの実験からも明らかです。ただし「習慣時計」がどこにあってどのように働いているのかについては、まだわかっていません。

では、「午前睡」をすすめてよいのでしょうか？　私の考えは現時点では否です。現実のヒト社会では、午前睡が習慣化している社会は私の知る限りありません。これは午前睡がヒトという動物にとって必ずしも有益ではないことの傍証ではないでしょうか？　また午前睡を身につけた子どもたちが、小学校の午前中の授業に不適応をおこすのではないかと不安です。さらに現実社会に適応するためには、子どもたちはどこかで午前睡の習慣を断ち切る必要があります。習慣を変えることの影響についても、経験がないだけに私としては不安です。また「午前中に元気がない子ども」がいることが午前睡導入のきっかけならば、午前睡のすすめは午前中に元気を出すことができない生活習慣（たとえば夜ふかし朝寝坊）を固定化することになるのではないでしょうか？

ヒトが本来もっとも覚醒度が高くあってしかるべき時間帯に子どもたちを活気ある状態にもっていく努力こそが、今大人に求められている姿勢と私は考えます。ただし「習慣時計」の解明で、新たな知恵が生ずる可能性があるとも考えています。

◎習慣時計——生体時計との関係は？

習慣時計の存在を強く疑わせる方に外来でお目にかかりました。早起きをしたい、とのことで私の睡眠外来にいらっしゃった78歳の男性です。お仕事柄60年間にわたって、起床午前11時、出社午後6時、退社午前2時、就床午前4時、という生活をされているとのことでした。大変お元気で、服薬もありません。とくに現在の体調に問題はないのだそうですが、最近早起きが身体にいい、ということをよく耳にするので外来を受診したとのことでした。詳しく伺うと、高級クラブのオーナーとのことでした。「やっぱり俺が、女の子の話は聞いてやらなきゃだめなんだ」「そんな話はいつも仕事が終わってから」そうおっしゃっていました。たいそうお元気です。私は、「急に早起きを始めることはないと思います」「現在のままの生活習慣を続けられてはどうかと思います」そう申し上げました。

たしかにこの方、朝の光は浴びず、夜に光を浴びる生活です。生体時計はどのようになっているのだろうか等々、いろいろと興味が尽きないことは確かです。ただおそらくは長年の生活習慣の「慣れ」によって、現在の生活習慣で心身の体調はすこぶる良好、となっていらっしゃるのだと思います。ご自身の身体の声に耳を傾けながら、「習慣時計」の助けも借りて、お元気でお過ごしなのだと思います。

◎惰眠の戒め——寝すぎはなぜ身体によくないのか

ここでまた古の知恵をひもといてみます。『黄帝内経《こうていだいけい》・素問《そもん》』の「上古天真論篇第一」には「上古之人、其知道者、法於陰陽、和於術数、食飲有節、起居有常、不妄作労、故能形与神倶、而尽終其天年、度百歳乃去。」（東洋学術出版社刊によるこの部分の現代語訳「上古の人のほとんどは、養生に道理をわきまえ、陰陽にのっとり、術数に合わせ、飲食には節度があり、労働と休息にも一定の規律があり、妄りに動くことをしませんでした。それゆえに肉体と精神とは、とても健やかで盛んであり、彼らが当然享受すべき年令まで生きて、百歳をすぎて世を去ったのです」）とあります。「起居有常」すなわち規則正しい生活が大切とされています。

約5000年の歴史があるインドの伝統的な学問、アーユルヴェーダでは早起き早寝が健康な生活を送るうえで重要とされています。『黄帝内経・素問』の「四気調神大論篇第二」には「春三月、……夜臥早起、……。夏三月、……夜臥早起、……。秋三月、……早臥早起、……。冬三月、……早臥晩起、必待日光……。」とあります。冬以外は「早起」、つまりは早起きをすすめています。冬の項では「晩起」、すなわち「少し遅く起きるべき」、とはしてありますが、これに続く「必待日光」は「起床と就寝の時間は、日の出と日の入りを基準とするがよい」と解釈されています（東洋学術出版社刊）。江戸時代後期、天保3年（1832）発行の家庭の医学書、『病家須知《びょうかすち》』にも「夜は早寝、朝は日の出ぬ前に起がよし（ヨルハハヤクネ、アサハヒノデヌマエニオキルガヨシ）」とあります。いずれも日の出とともに起きよ、朝型生活を、ということのようです。図10-4でも、睡眠時間の季節変動を見ましたが、ヒトは無意識ながら太陽の光の影響下にあることを改めて理解すべきではないかと思います。

また『病家須知』には「眠を制べし（ネムリヲイマシムベシ）」ともあります。『黄帝内経・素問』の「宣明五気篇第二十三」にも「久臥傷気」（長く寝すぎると気を損う。）とあります。眠りすぎを戒めていると言えそうです。事実睡眠時間が多いとBMIが高まり（図4-4）、死亡の危険が増す（図4-5）ことはすでに紹介しました。

なぜ睡眠時間が多いと、ヒトという動物には不都合なことが生じるのでしょうか？　睡眠時無呼吸症候群の患者さんは、生活習慣病関連の危険因子を多数あわせもちます。睡眠時無呼吸症候群の場合、眠りの質が悪く、睡眠時間が多くとも昼間に十分な覚醒を保つことができない、というわけです。2003年に新幹線の運転士がこの病気で居眠りして駅を通過してしまいましたが、この運転士は、事故の前日は10時間寝ていたそうです。つまり睡眠時間を多く必要とする場合は、何らかの健康被害をもたらす可能性のある疾病を有しているのではないだろうかという議論があります。ただし、背景に潜む重篤な疾病について考慮したうえでも、「寝すぎると短命」となる、としている研究論文もあります。

寝すぎの問題点も理由がわかっていないのですが、大昔からその問題点は指摘されている、というわけです。おそらくは先人が自らの身体の声に耳を澄ませた末にたどりついたこれらの智恵を尊重したく思います。そこでなぜ「寝すぎは望ましい生活習慣ではない」となるのかについて、あえて仮説を述べてみます。

過度の眠りはいかなる時刻にとるにせよ、朝の受光機会の減少を招くのではないかとの仮説です。朝の光の健康への関与は、現在われわれが知り、本書で述べてきた生体時計、セロトニン神経系への光の影響に関する知識にとどまらず、われわれの想像以上に大きいのではないでしょうか。むろん未知の機構に基づく過眠の健康への悪影響の可能性も否定するものではありません。早起きのススメは、ある意味惰眠の戒めです。過眠の健康への悪影響という事実から、早起きは健康増進のきわめて大きなポイントであることを改めて私は感じています。

習慣時計や寝すぎの問題はほんの一例ですが、眠りについてはまだまだ未解明のメカニズムが多数隠されているのだと思います。

この章のメッセージ

朝寝坊は考えもの!?

第16章　これから親になるあなたへのメッセージ――子どもの潜在能力を引き出す眠り

課題　子どもの眠りを奪ったのは誰？

◎子どもでも実証された「寝ないと太る」

第1章で子どもも含め、日本人は世界でいちばん眠っていないことを学びました。第4章では寝ないと太り、生活習慣病の危険が高まり、成績も悪くなることを知りました。寝ないと太ることは、子どもたちにも当てはまります。

富山医科薬科大学の関根道和先生のグループは、1989年に出生した8941人を3歳時に検討し、睡眠時間（昼寝も含む）が11時間以上である子に比べ、睡眠時間が11時間未満10時間以上の子では1・20倍、睡眠時間が10時間未満9時間以上の子では1・34倍、睡眠時間が9時間未満の子では1・57倍肥満になりやすいと計算しています。また1996年に8274名の6～7歳児に対して行った調査でも、睡眠時間が10時間以上の子に比べ、睡眠時間が10時間未満9時間以上の子は肥満になる危険が1・49倍高く、9時間未満8時間以上の子ではこの危険が1・89倍、睡眠時間8時間未満ではなんと2・87倍も肥満になる危険が高まることが明らかにされているのです。

また3歳時の睡眠時間と6年後の肥満との関係も調査し、3歳時に睡眠時間が11時間以上の子に比べ、睡眠時間が11時間未満10時間以上の子は6年後に肥満になる危険が1・1倍高く、10時間未満9時間以上の子ではこの危険が1・2倍、睡眠時間9時間未満ではなんと1・5倍も肥満になる危険が高まるとも計算されました（図16-1）。

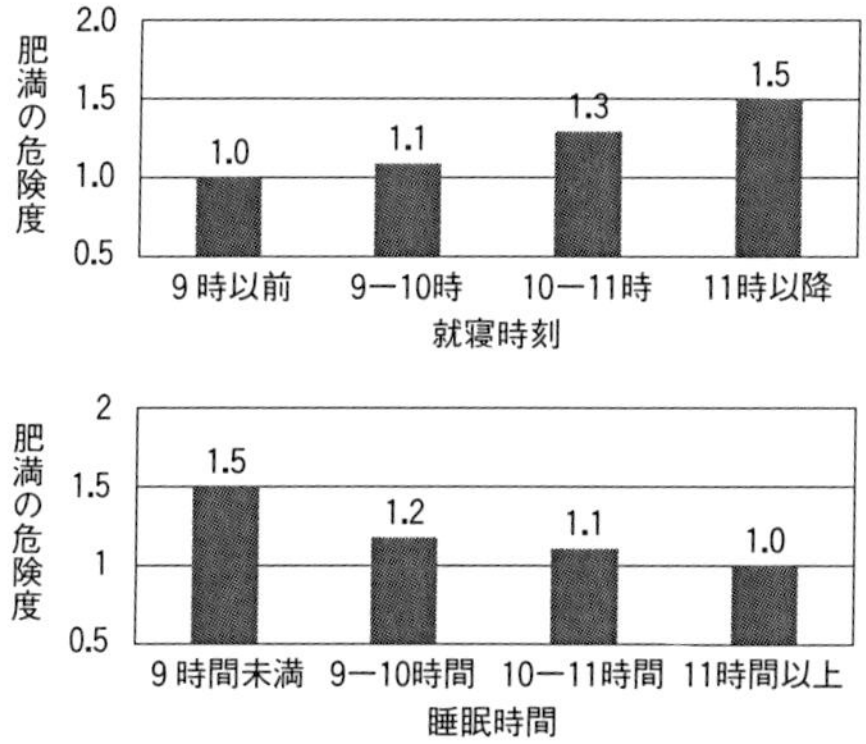

図16-1　3歳時の睡眠習慣と6年後の肥満（関根, 2007）
肥満の危険度は，それぞれ9時以前に寝る子，11時間以上寝る子の危険度を1として計算した。

さらに日本の子どもたちでは睡眠時間が少ないと血圧が高くなる、という調査結果もでています。1985年に小学校1～3年生であった685名の生活習慣、食事習慣を1985年、1988年、1991年と繰り返し調査した研究です。いずれの年の生活習慣調査でも睡眠時間が標準よりも短い群43名と、いずれの生活習慣調査でも睡眠時間が標準よりも長い群113名とで、血圧を比較検討しています。標準の睡眠時間は、小学校低学年では9時間半、高学年では8時間半、中学生では7時間半としています。1985年には両群の血圧に差はなかったのですが、年を経るに従いしだいに睡眠時間が標準よりも短い群の血圧が上昇し、1991年には収縮期血圧、拡張期血圧ともに、睡眠時間が標準よりも短い群の血圧が長い群よりも高くなったのです。

◎メラトニンシャワーを浴び損ねると?

第7章でメラトニンについて学びましたが、子どもたちに特化した夜ふかしの問題点に、メラトニンシャワーへの影響があります。メラトニン分泌は夜高まりますが、夜でも明るいと減ってしまうのでした。そこで子どもたちが夜ふかしをして明るいところで過ごす時間が増えると、子どもたちが本来浴びるべき「メラトニンシャワー」を浴び損ねてしまうのではないかと私は心配しました。そこで調べたところ、夜ふかしの子どもたちのほうが、早寝の子どもたちよりも朝のメラトニン濃度が低い傾向にあることがわかりました。まだ一晩中のメラトニン濃度を測ったわけではないので断定的なことは言えませんが、私の心配のとおり子どもたちが夜ふかしをしていると、本来浴びるべき「メラトニンシャワー」を浴び損ねてしまうのではないかということが、「当たらずとも遠からず」で、今後とも注意していきたいと思っています。ただしメラトニンシャワーを浴び損ねるとどういうことが起きるのかについては、まだ実証的なデータがないのが正直なところです。

ただし、生活習慣の乱れが性の成熟を早めるという研究成果が発表されています(図16-2)。大

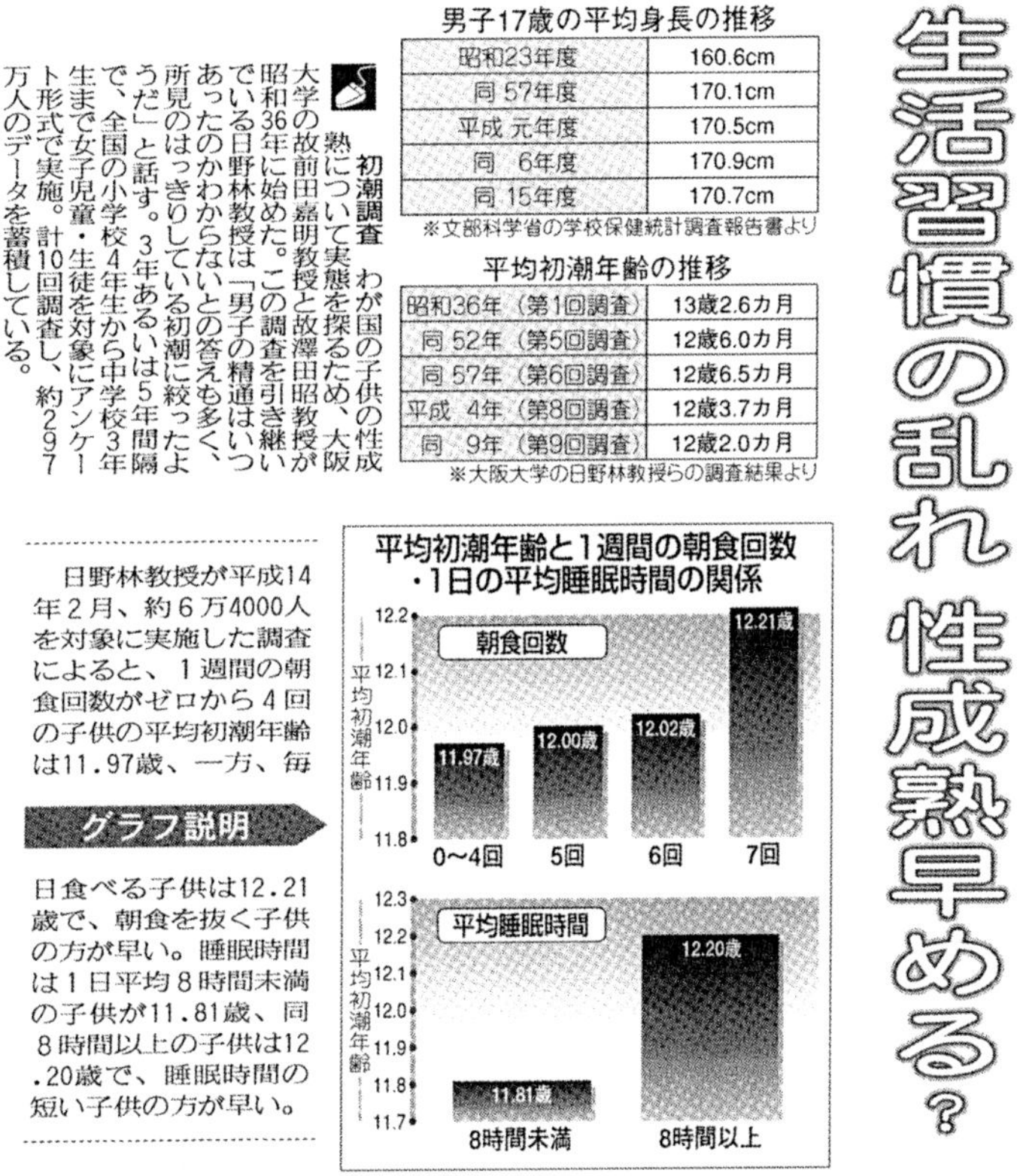

生活習慣の乱れ 性成熟早める？

男子17歳の平均身長の推移

昭和23年度	160.6cm
同 57年度	170.1cm
平成 元年度	170.5cm
同 6年度	170.9cm
同 15年度	170.7cm

※文部科学省の学校保健統計調査報告書より

平均初潮年齢の推移

昭和36年（第1回調査）	13歳2.6カ月
同 52年（第5回調査）	12歳6.0カ月
同 57年（第6回調査）	12歳6.5カ月
平成 4年（第8回調査）	12歳3.7カ月
同 9年（第9回調査）	12歳2.0カ月

※大阪大学の日野林教授らの調査結果より

初潮調査 わが国の子供の性成熟について実態を探るため、大阪大学の故前田嘉明教授と故澤田昭教授が昭和36年に始めた。この調査を引き継いでいる日野林教授は「男子の精通はいつあったのかわからないとの答えも多く、所見のはっきりしている初潮に絞ったようだ」と話す。3年あるいは5年間隔で、全国の小学校4年生から中学校3年生まで女子児童・生徒を対象にアンケート形式で実施。計10回調査し、約297万人のデータを蓄積している。

日野林教授が平成14年2月、約6万4000人を対象に実施した調査によると、1週間の朝食回数がゼロから4回の子供の平均初潮年齢は11.97歳、一方、毎日食べる子供は12.21歳で、朝食を抜く子供の方が早い。睡眠時間は1日平均8時間未満の子供が11.81歳、同8時間以上の子供は12.20歳で、睡眠時間の短い子供の方が早い。

グラフ説明

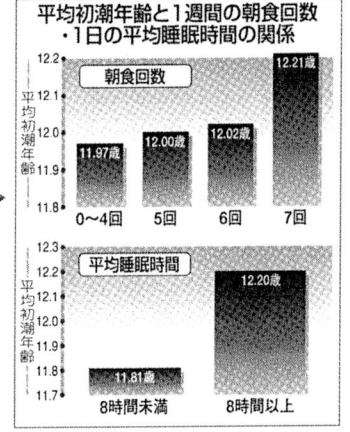

図16-2　生活習慣の乱れで性早熟？（「産経新聞」2004年11月29日，無断転載不可）

阪大学の日野林俊彦先生のデータで女の子の初潮年齢についてですが、平均の初潮年齢と1週間の朝食の回数、あるいは1日の平均の睡眠時間の関係を調べたところ、1週間毎朝、朝食を食べていた子のほうが初潮年齢が遅い、たっぷり8時間寝ている子のほうが初潮年齢が遅い、夜ふかし朝寝坊で睡眠時間が減って朝食ぬきの子どもたちのほうが初潮年齢が早い、というものです。この研究ではメラトニンを測っていないので、もちろん、断定的なことは言えないのですが、私の仮説と合うデータとして注意してみていきたいと考えています。

◎「夜泣き」の原因はどこにあるのか

子どもに関係の大きい眠りに関連した病気として、覚醒障害があります。睡眠時遊行症《すいみんじゆうこうしょう》は6人に1人、睡眠時驚愕症は小児の1〜6%が経験します。なだめるとかえって興奮するので、危険防止に配慮して見守る、が対応の基本です。思春期にはほとんど自然消失します。また眠くなると頭を振る赤ちゃんはけっこういますが、これにも睡眠関連律動性運動異常症という病名がついてはいます。ただし、大多数の「首振り」は自然に治ります。病名がついているからと言って、心配する必要はありません。放置しておいて差し支えないと思います。次は「夜泣き」についてです。

夜泣きは「眠りに関連した病気」の国際分類の中には入ってきませんが、「これといった原因もなしに毎晩のように決まって深夜に泣き出すこと」で、経験論的には日本の約6割の赤ちゃんが「夜泣き」をします。国際的には生後100日前後の赤ちゃんが、午後から夕方にかけて毎日ひどく泣く「コリック」という状態が知られていますが、日本での「夜泣き」発生のピークは生後7～9カ月で、「コリック」とは違うようです。日本では大勢の親御さんが悩んでいるにもかかわらず、時がたてば自然によくなる、と考えられ、きちんとした原因調査や研究も行われていません。しかし一部では、確実にご両親の眠りを乱しています。今後の研究が待たれます。経験的には寝る時刻が決まっているほど、少ないことがわかっています。

繰り返し述べてきたように、大多数のヒトの生体時計の周期は24時間よりも長く、これは朝の光によって周期24時間の地球時刻に同調します。このシステムは経験的には生後3～4カ月までに完成し、その結果朝の起きる時刻、夜の寝る時刻がほぼ一定になります（図5-1）。これを「睡眠覚醒リズムが確立した」と言います。したがってこの時期以前には、睡眠覚醒リズムが毎日多少遅れ、異常ではない生理的な現象として「夜中」に目覚めることも出てくるわけで、これが「夜泣き」と捉えられることも実際にはあると思います。睡眠覚醒リズムが確立したあとの「夜泣き」には、レム睡眠を考える必要があります。レム睡眠のときには夢をみているといわれていますし、レム睡眠は毎日ほぼ同じ時刻に現れる傾向があります。いつも同じ時間に泣く場合は、夢をみて泣いていることもあるのかもしれません。

「夜泣き」というと当然「眠り」に注意がいきますが、食事、周囲の環境、運動も睡眠覚醒リズムに大いに影響します。よい夜の眠りのためには、適切な「食」と昼間の心身の「活動」がなくてはなりません。つまり「夜泣き」が気になったときには、「食」や「活動」についても思いをはせることが大切です。お母さんが疲れ果てて外来にみえた赤ちゃんの夜泣きの原因が、昼間に寝ていることや、不規則な食事であることがわかった例も実際にあります。

最近米国フィラデルフィア小児病院の研究で、寝るまでの一定の段取り（入眠儀式）を取り入れることで、夜中に赤ちゃんが目を覚ますことが少なくなることが報告されています。この研究での「入眠儀式」は、具体的には寝る前15分のマッサージです。注意すべきは、入眠儀式の最後の部分には、親子がゆっくりとした時間をともに過ごすこと、が入っていることです。マッサージが大事、15分が大事、と考えるよりは、ゆったりとした気持ちで赤ちゃんと時間を共有することがポイントなのではないかと感じています。「夜泣き」対策として試してみてもかまいませんが、決してマッサージや、15分にはとらわれないでほしいと思います。

◎「突然死」を防ぐために

乳幼児突然死症候群（ＳＩＤＳ：Sudden Infant Death Syndrome）についてもここでちょっと触れておきましょう。〝それまでの健康状態および既往歴からその死亡が予測できず、しかも死亡状況および剖検によってもその原因が不詳である、乳幼児に突然の死をもたらした症候群〟がＳＩＤＳで、ＳＩＤＳと言うためには〝突然死をもたらす隠された疾患がないこと、窒息などの事故でないこと、さらには犯罪などでないこと〟が証明されなければなりません。ＳＩＤＳの本体がまったく不明なので、事故による窒息死をＳＩＤＳと区別することは、解剖を行ったとしても決して容易ではありません。

約2000人に1人の赤ちゃんが犠牲になっていると考えられています。生後4カ月ころが一番多く、8割は生後6カ月までに発生しています。今では母子健康手帳にSIDS対策として、〝母乳栄養〟〝禁煙〟〝仰向け寝〟のすすめが記載されるようになりました。これは疫学調査で人工栄養、家族の喫煙、うつぶせ寝によりSIDS発生の危険が3〜4倍高まることがわかったからです。実際、仰向け寝を推奨したことで世界各国のSIDSの発生が明らかに減りました。赤ちゃんは決して一人きりにしないでください。

◎赤ちゃんも放っておけば夜ふかしになる

赤ちゃんは夜になったら寝るもの、と何となく信じている方も多いようです。ただ第5章でも見たように、生体時計の周期が24時間よりも若干長いことについては、赤ちゃんも大人も変わりありません。そして生体時計の周期が24時間よりも若干長ければ、夜ふかし朝寝坊のほうがしやすい身体のつくりになっているのでした。ですから生体時計の働き・周期を考えれば、「子どもは夜になったら寝る」ということはないのです。そして夜眠るためには、睡眠衛生の基本SHT（図12-3）が重要です。夜寝ないとなると、夜のことばかりに注意が向きますが、睡眠衛生の基本は、第12章で学んだように、夜にばかりあるわけではありません。生活習慣全般を見直してほしいと思います。さらには、「寝かしつける」というしつけの一環である、との意識も大切でしょう。

なおこれは赤ちゃんに限りませんが、「夜寝ついたら朝までぐっすり眠る」ということもありません。第2章でみたように、レム睡眠とノンレム睡眠とが現れる周期は、大人では平均すると90分程度ですが、生まれたばかりの赤ちゃんでは40分前後、1歳で50分、2歳で70分、5歳で80分と、大人より短いのでした。そしてレム睡眠と浅いノンレム睡眠のときには寝返りなどの身体の動きが増え、外見上は眠りが浅くなったようにみえます。そして身体を動かした後にはしばしばヒトは「覚醒」します。脳波をつけて観察すると、ご本人が自覚しているかどうかは別にして、脳波の上では明らかに「覚醒」と判断される状態になることも珍しくはないのです。朝になっても覚えているかどうかは別にして、夜中に目を覚ますことはごく普通の出来事なのです。そしてレム睡眠とノンレム睡眠とが現れる周期は大人に比べて赤ちゃんでは短いのです。「夜寝ついたら朝までぐっすり眠る」と信じていたお父さんお母さんにとっては、ご自分のお子さんの眠りが1時間足らずの間隔で浅くなることは心外かもしれませんが、小さな赤ちゃんほど、短い間隔で眠りが浅くなることはごくごく自然なことなのです。

赤ちゃんとのつきあい方がわからない、と言う親御さんがいます。あるお母さんは、ご自身のお子さんの成長過程を振り返って、怪獣がヒトとなり、人間になった、とおっしゃっていました。怪獣の相手はできないと、その相手をテレビなどのメディアや○○教室に任せている現状を感じます。

早期教育にも同じ問題点を感じます。柔軟な若い脳は、詰め込まれれば詰め込みを受け入れることが可能かもしれませんが、発達早期の脳に必要なポイントは生身の人間との接触を通して、その表情やボディ・ランゲージから相手の意図を知り、言葉を覚え、対人関係のノウハウを学んで人間として成長する、ことに違いありません。怪獣時代に親と充分に格闘できなかった子どもたちがその後、摂食障害やリズム障害等さまざまな症状を出すことも知られています。その解決に必ず必要な過程が子ども返り、あるいは赤ちゃん返りです。甘えることです。怪獣時代の親との格闘の合間には、必ず親に甘えられる時間があるのです。逆に言うと、親には怪獣と格闘する時間がなくてはならないのです。残業はこの格闘する時間を奪います。親が子どもたちと接する時間を放棄させる結果をもたらしているのです。生身の人間との接触が減ることが引き起こす問題点は、第12章で指摘したとおりです。

また大人が自分の責任で夜ふかしをし、自らの心身の状態を損なうことをとやかく言う気はありません。しかし子どもたちは生活習慣を自ら形成することはできません。無防備な子どもたちを自らの生活習慣に引き込んで、子どもたちの潜在能力を貶めることだけはしてほしくないのです。夜ふかしの問題点に関する無知は子どもたち、つまりは未来に対する罪ではないでしょうか。無知で無節操な現代日本の大人は、子どもたちと向き合う時間を放棄し、ケータイを与えて直接顔を合わせる対人関係を奪い、夜遅くまで塾通いをさせ、夜スペと称して中学生に残業を強いているのです。生物学的な弊害の被害者は、子どもたちです。

◎熱が出たら、まず病院？

今の子どもたちに「今夜何を食べたい？」と訊いても、多くの答えは「何でもいい」「わからない」です。自分の身体が今何を欲しているのかをわかりもしませんし、わかろうとしたこともないのです。自分の身体の声を聴いた経験がないのです。私などは真っ赤なトマトを見て食べたいと思えば、あ、自分には今トマトが必要なんだ、と思うことができます。きっと、トマトに含まれる成分を自分の身体が欲しているんだな、と感じます。

自分の身体の声を聴いた経験がないのは、大人も同様です。何しろ小さいころから覚えることばかり訓練させられ、自分の頭で考えたり、自分の身体で感じたりするトレーニングをされてきていないのですから、仕方がありません。でも自分の身体の声を聴くことは、生きていくうえで何よりも大切な、基本的事項だと思います。子どもたちには、いつでも自分の身体の声を聴く習慣を身につけてほしいと思います。そのように、親には子どもたちを育んでほしいと思います。

では親はどうしたらいいのか？　親には、子どもの体調の良しあしをいちばんよくわかるのは親自身なのだ、という自信をもってほしいと思います。このようにするとうちの子は調子がいいが、こうすると悪くなる。そのことがわかるのは、子どものいちばん身近にいる親をおいて他にないのです。保育園に言われたから体温が37・6度で病院に連れて行くのはおかしいと思います。体温が37・6度でも元気なら病院に連れて行く必要はありませんし、36・5度でも親がおかしいと感じたら、急いで病院に連れて行かなければならないわけです。

熱が出たら病院、などということを実践しているのは、世界中で日本だけです。病院には病気の方が大勢集まります。病院が決してきれいな場所ではないことは、おわかりいただけると思います。熱が出たら家で休んでいるしかありません。普通の風邪でも3、4日は熱が出ます。寝ることが風邪の特効薬です。もちろんどうも普通の風邪と違いそうなら、病院に行っても悪くはないかもしれません。でも熱が出たら即病院はいかがなものでしょう。熱が出たら家で休む。寝る間を惜しんで活動しても、活動の質は上がらない。これは読み書きそろばんと同レベルで、小学校低学年から徹底的に理解してもらうべき健康教育の基本事項でしょう。

◎子どもとしっかり向き合う余裕をもつ

寝てほしいときでも、子どもはなかなか寝てくれません。親になって大切なことは、待つことです。必要なことは余裕です。ミュージシャンの友人が、さまざまな楽器で子どもたちと遊ぶサークルを開催しています。けっこう人気で、多くの親子づれが集まります。たくさんの楽器が置いてある部屋に入ってきた子どもたちの反応はさまざまです。好きな楽器に突進する子。すぐにいくつもの楽器を抱え込む子。ほかの子が持っている楽器を奪うことに熱心な子、等々。そんなか、お母さんにくっついてお母さんのそばから離れようとしない子もいます。お母さんは必死です。あれおもしろそうよ。こっちはどう？　でも子どもはかたくなです。そんなとき、友人はお母さんに言います。「ご心配なく。ゆっくり待ってあげて。ほら、お子さんは今まわりの様子をじっくり見まわしているよ。お子さんの頭の中はフル回転ですよ。」

親はついつい、急いで結果を求めがちです。でも子どもにも、いろいろなタイプがあるのです。今の親御さんたちは待つことが苦手です。でも待ってあげてください。待っている間にも、子どもの脳はフル回転しているのです。それが大切なのです。30分後、お母さんにくっついて離れなかった子どもも、楽器を手に、にこにこ元気に部屋の中を走り回っていました。

話を眠りに戻しましょう。大人が眠りをおろそかにしていては、子どもが眠りを大切にできる道理がありません。子どもにしっかりと眠ってもらおうとお考えなら、まずあなた自身が、眠りをおろそかにしないことが第一歩です。子どもにばかり早く寝ろ、と言い、ご自身が深夜までネットサーフィンでは、子どもはいつか夜ふかしをしようと虎視眈々と狙うばかりです。眠りは子どもの仕事ではありません。眠りはヒトという動物にとって、必要欠くべからざる行動です。寝る間を惜しんで仕事をしても、仕事の質は高まりません。しっかり眠り、しっかり食べて、子どもとしっかり向き合ってほしいと思います。

この章のメッセージ

子どもの眠りは大人の眠りを反映する

附録　排泄の話――おろそかにしてはいけない快便

❖課題　あなたのお通じは毎日何時？

『黄帝内経《こうていだいけい》』では、「一般の疾病はみなまずその本を治療するが、ただ中満証と大小便不利は標が急な病証であり、その標を先に治療すべきである」（『黄帝内経・霊枢《れいすう》』「病本篇第二十五」東洋学術出版社刊の訳）とあり、排泄の治療を優先する必要性を説いています。なお中満とは『黄帝内経・素問』「標本病伝論篇第六十五」の東洋学術出版社刊の注釈によると、胃満とあります。

最近の研究では、健康成人では排便に先行する大腸圧の上昇が朝と食後2時間までに認められ、健常成人の77％は朝に排便し、便通が規則的な成人の多くは朝に排便することが報告されています。日本の小学生については、富山大学の神川《かみかわ》康子教授も、寝起きが悪い小学生ほど、朝に排便がないことを報告しています。排泄、それも朝の排便は健康であるための十分条件である可能性が考えられます。ヒトは寝て食べて出してはじめて活動できる動物なのです。ただどうも日本では、排泄の問題が自由には語られがたい雰囲気があるようです。排泄を語らない食育には無理があると思います。今後は、健康教育の初歩的問題として、排泄の問題も取り上げていくべきと考えています。

最近うんち王子（加藤篤氏）と知り合いになりました。彼は日本トイレ研究所の代表理事で、全国で排泄の大切さを訴えています。私は午前中の体調を、自分の身体の声、と述べてきましたが、彼はうんちを見て自分の身体の状態を知ろう、と言っています。理化学研究所バイオリソースセンター微生物材料開発室室長の辨野《べんの》義己先生も、「うんちは身体のたより（便り）」とおっしゃっています。ぜひともねむりだけでなく、うんちにも、もっともっと関心を寄せてもらいたいと思います。

この章のメッセージ

ヒトは寝て食べて出して、はじめて活動できる動物

おわりに――「医眠同源」の原理を知る

「医眠同源」という造語を「ねむり学」の最後に提案します。よく知られている「医食同源」は最近の日本での造語だそうですが、そのもととなる言葉は「薬食同源」で、その基本的な考え方は「食の医療作用」とのことです。『黄帝内経《こうていだいけい》・素問《そもん》』「臓気法時論篇第二十二」の〝五穀為養、五果為助、五畜為益、五菜為充、気味合而服之、以補益精気〟（五穀は人体に栄養をつけ、五果はその補助となり、五畜の肉はそれを補益し、五菜は臓腑を充実させます。気味を調和させてこれを食べたり服用したりすれば、精気を補益することができます。）が、食の医療作用の解説としてよく引用されます。

「医眠同源」を提案する、ということは「眠りの医療作用」の理解が広く深まることを希望してのことです。「眠りの医療作用」を明確に解説した文言は『黄帝内経』にはありませんが、食に比べ眠りの応用範囲はきわめて限られており、ある意味実践は単純です。これは「医眠同源」の理解さえ広まれば、確実にその効果が上がることを期待させます。ヒトは寝ないでは生きていけないのですから、原理の理解は難しくありません。風邪をひいたら寝て治すしかありません。悩み抜いた事柄が、翌朝の目覚めとともにあっさりと解決、あるいは夕べはあれほどつらかった心のモヤモヤが、朝には嘘のように霧散、等々の経験は、多くの方がおもちと思います。頭だけではなく、身体も「医眠同源」の原理を理解しているのです。

コペルニクスはそれまでの天動説を地動説に転換させました。天動説は考えようによっては人間中心の考え方といえます。梅原猛氏は吉村作治氏との共著『「太陽の哲学」を求めて』（ＰＨＰ研究所）のエピローグで、今こそデカルトに端を発した人間中心の近代哲学を、自然中心、太陽中心の哲学に転換させなければならないと説いています。デカルトの考え方の背景には自然征服への欲求があり、これは自然崇拝とは相反する、という指摘です。

私は身体こそ最も身近な自然と本書で申しましたが、梅原氏が問題視している人間中心の哲学とは、私の言葉でいえば前頭葉が考えた知恵中心の学問体系、ということで、生体時計や脳幹との折り合いはまだついていない、浅知恵中心の学問体系ということとなりましょう。浅知恵を本当の意味の知恵、すなわち身体の基本原則（自然）を中心に据えた考え方（哲学？）にしなければ、と梅原氏は述べているのだと思います。今こそ人間至上主義の考え方を、身体に代表される自然を尊重する考え方に転換させるべきと私は考えます。「医眠同源」はこのような考え方の基本になる原理と思います。

最後になりましたが、本書完成に至るまでの新曜社編集者の田中由美子さん、社長の塩浦暲氏のサポートに深謝します。

神山　潤

参考文献

第4章

Kang JE, et al.（2009）*Science*, Sep 24.

Miller G（2009）Sleeping to reset overstimulated synapses. *Science*, 324, 22.

Yoo, et al.（2007）*Current Biology*, 17: R77

Cohen S, Doyle WJ, Alper CM, Janicki-Deverts D, & Turner RB（2009）Sleep habits and susceptibility to the common cold. *Arch Intern Med*, 169(1): 62-67.

第6章

Smith MR, et al.（2009）*PLos One*, 4: e6014

第8章

Arble DM, et al.（2009）*Obesity*（Silver Spring）. Sep 3.

第9章

吉田集而（２００１）「人類の眠り方について」吉田集而編『眠りの文化論』平凡社

小長谷有紀（２００１）「モンゴル遊牧世界における睡眠時空」吉田集而編『眠りの文化論』平凡社
モース、M.（１９７６）「身体技法」有地亨・山口俊夫訳『社会学と人類学Ⅱ』弘文堂
Condon RG (1983) *Inuit behavior and seasonal change in the Canadian Arctic.* UMI Research Press.
Thach BT, (2009) Does swaddling decrease or increase the risk for sudden infant death syndrome? *J Pediatr*, 155: 461-2.

第11章

He Y, et al. (2009) *Science*, 325: 866

第13章

Leyton, M., et al. (2006) *Eur. Neuropsychopharmacol*, 16: 220.
Schweighofer N, et al. (2008) *J. Neurosci*, 28: 4528.

さらに学びたい人のために

高田公理・堀忠雄・重田眞義編（２００８）『睡眠文化を学ぶ人のために』世界思想社
日本睡眠学会編集（２００９）『睡眠学』朝倉書店
堀忠雄編著（２００８）『睡眠心理学』北大路書房
神山潤編（２０１０）『睡眠関連病態』中山書店

著者紹介

神山　潤（こうやま・じゅん）

1981年　東京医科歯科大学医学部医学科卒業，同附属病院小児科研修開始

1990年　旭川医科大学生理学第二講座助手（生理学）

1992年　東京医科歯科大学医学部附属病院助手（小児科）

2000年　東京医科歯科大学大学院助教授

2004年　東京北社会保険病院副院長

2008年　東京北社会保険病院院長

2009年～　公益社団法人地域医療振興協会，東京ベイ・浦安市川医療センター管理者

この間，1995年から1998年まで，米国カリフォルニア大学ロサンゼルス校（UCLA）客員教授。日本小児神経学会専門医，日本てんかん学会専門医，日本睡眠学会専門医，日本睡眠学会理事。

子どもの早起きをすすめる会（http://www.hayaoki.jp）発起人。

ＨＰ　http://www.j-kohyama.jp

主な著訳書：『睡眠の生理と臨床』（診断と治療社），『子どもの睡眠』（芽ばえ社），『「夜ふかし」の脳科学』（中公新書ラクレ），『ねむりのはなし』（福音館書店，共訳），『朝起きられない人のねむり学』（新曜社）等。

新曜社

ねむり学入門
よく眠り，よく生きるための16章

初版第１刷発行　2010年４月12日
初版第６刷発行　2021年４月12日

著　者　神山　潤

発行者　塩浦　暲

発行所　株式会社 新曜社
〒101-0051 東京都千代田区神田神保町 3-9
電話(03)3264-4973(代)・FAX(03)3239-2958
e-mail　info@shin-yo-sha.co.jp
URL　http://www.shin-yo-sha.co.jp/

印刷・製本　株式会社　栄　光

ISBN978-4-7885-1190-3　C1047

索　引

【さ行】

【た行】

【な行】

【は行】

図表出典一覧

表１－１　http://www.acnielsen.co.jp/news/documents/Sleeping_Pattern.pdf

表１－２　http://www.mylifenote.net/2008/11/12/20081112_wo.pdf

図１－１　http://www.sourceoecd.org/pdf/societyataglance2009/812009011e-02.pdf

表１－３　Steptoe A, Peacey V, & Wardle J, Sleep duration and health in young adults, *Arch Inter Med*, 166: 1689–1692, 2006

図２－１　神山潤『睡眠の生理と臨床 改訂第２版』診断と治療社 , p.16, 2008

図２－２　Allison T & Van Twyver H, The evolution of sleep. *Natural History*, 79(２): 56–65, 1970

図２－４　神山潤『睡眠の生理と臨床 改訂第２版』診断と治療社, p.４, 2008

図２－５　瀬川昌也「睡眠機構とその発達」『小児医学』20(５): 828–853, p.844, 1987

図３－４　Saper CB, Chou TC, & Scammell TE, The sleep switch: Hypothalamic control of sleep and wakefulness. *Trends Neurosci*, 24: 726–731, 2001

図４－２　Van Dongen HP, Maislin G, Mullington JM, & Dinges DF, The cumulative cost of additional wakefulness: Dose-response effects on neurobehavioral functions and sleep physiology from chronic sleep restriction and total sleep deprivation. *Sleep*, Mar 15; 26(２): 117–126, 2003

図４－３　Dawson D, & Reid K, Fatigue, alcohol and performance impairment. *Nature*, 388: 235, 1997

図４－４　Taheri S, Lin L, Austin D, Young T, & Mignot E, Short sleep duration is associated with reduced leptin, elevated ghrelin, and increased body mass index. *PLoS Med*, １(３): e62, 2004

図4－5　Kripke DF, Garfinkel L, Wingard DL, et al., Mortality associated with sleep duration and insomnia. *Arch Gen Psychiatry*, 59: 131–136, 2002

図5－1　左　瀬川昌也「睡眠機構とその発達」『小児医学』20(5): 828–853, p.844, 1987

右　瀬川昌也「自閉症児とサーカディアンリズム」『神経進歩』29: 140–153, 1985

図5－2　Iglowstein I, Jenni OG, Molinari L, & Largo Rh, Sleep duration from infancy to adolescence: Reference values and generational trends. *Pediatrics*, 111: 302–307, 2003

図5－3　Roffwarg HP, Muzio JN, & Dement WC, Ontogenetic development of the human sleep-dream cycle. *Science*, 152: 604–619, 1966

表5－1　神山潤「睡眠時間」『小児科』46巻別冊：88–89, 2005

竹内正夫「小児と睡眠」『最新医学』26：106–111, 1971

図5－4　Roehrs T, Carskadon MA, Dement WC, et al., Daytime sleepiness and alertness. In Kryger MH, Roth T, & Dement WC (eds), *Principles and practice of sleep medicine*, 4 th ed., Elsevier Saunders, pp.39–50, 2005

表6－2，3　Yokomaku A, Misao K, Omoto F, Yamagishi R, Tanaka K, Takada K, & Kohyama J, A study of the association between sleep habits and problematic behaviors in preschool children. *Chronobiology International*, 25(4): 549–564, 2008

図6－3～5　Smith MR, Burgess HJ, Fogg LF, & Eastman CI, Racial differences in the human endogenous circadian period. *PLos One*, 4(6): e6014, 2009

図7－4　Waldhauser F, Weiszenbacher G, Tatzer E, et al., Alterations in nocturnal serum melatonin levels in humans with growth and aging. *J Clin Endocrinol Metab*, 66(3): 648–652, 1988

図7－5　Mishima K, Okawa M, Shimizu T, & Hishikawa Y, Diminished melatonin secretion in the elderly caused by insuffi-

cient environmental illumination. *J Clin Endocrinol Metab*, 86 (1): 129–134, 2001

図8－2　Brandenberger G, Gronfier C, Chapotot F, et al., Effect of sleep deprivation on overall 24h growth-hormone secretion. *Lancet*, 356: 1408, 2000

図8－3　Spiegel K, Leproult R, Colecchia EF, et al., Adaptation of the 24-h growth hormone profile to a state of sleep dept. *Am J Physiol Regul Integr Comp Physiol*, 279: R874–883, 2000

図9－1　Kaiser W, Busy bees need rest, too: Behavioral and electromyographical sleep signs in honeybees. *J Comp Physiol A*, 163: 565–584, 1988

図9－6　Rattenborg NC, & Amlaner CJ Jr, Phylogeny of sleep. In Lee-Chiong TL Jr, Sateia MJ, & Carskadon MA (eds), *Sleep medicine*, Hanley & Belfus Inc, Philadelphia, pp. 7–22, 2002

図9－7　Lyamin OI, Mukhametov LM, Siegel JM, et al., Unihemispheric slow wave sleep and the state of the eyes in a white whale. *Behav Brain Res*, 129: 125–129, 2002

図10－2　Rosenwasser AM & Turek FW, Physiology of the mammalian circadian system. In Kryger MH, Roth T, & Dement WC (eds), *Principles and practice of sleep medicine*, 4th ed., Elsevier Saunders, 355, 2005

図10－3　Saper CB, Cano G, & Scammell TE, Homeostatic, circadian, and emotional regulation of sleep. *J Comp Neurol*, 493: 92–98, 2005

図10－4　Kantermann T, Juda M, Merrow M, & Roenneberg T, The human circadian clock's seasonal adjustment is disrupted by daylight saving time. *Curr Biol*, 17: 1996–2000, 2007

図10－5　http://antwrp.gsfc.nasa.gov/apod/ap020810.html

図11－2　Gozal D, Sleep-disordered breathing and school performance in children. *Pediatrics*, 102: 616–620, 1998

図11－5　田ヶ谷浩邦「概日リズム睡眠障害」『日本臨牀』67: 1501–1506, 2009

図12-2　『青少年のスポーツライフ・データ2002』ＳＳＦ笹川スポーツ財団, 2002

図12-4　Born J, Hansen K, Marshall L, et al., Timing the end of nocturnal sleep. *Nature*, 397(6714): 29-30, 1999

図13-1　http://www.esri.cao.go.jp/jp/sna/h18-kaku/percapita.pdf を参考に作成

表13-1　財団法人日本生産性本部「労働生産性の国際比較2008年版」より「世界銀行等のデータによる世界各国の労働生産性」, 2008（http://activity.jpc-net.jp/detail/01.data/activity000894/attached.pdf）

図13-3　http://www.t-pec.co.jp/mental/2002-08-4.htm

図16-1　関根道和「寝ぬ子は太る」『チャイルドヘルス』10(9), 2007